AF358302

LES PERVERSIONS SEXUELLES

PHYSIOLOGIE — PATHOLOGIE — THÉRAPEUTIQUE

XIII

LES EUNUQUES

A TRAVERS LES AGES

PAR

LE Dr RICHARD MILLANT

AVEC 20 FIGURES DANS LE TEXTE
D'APRÈS LES DESSINS DE L'AUTEUR

PARIS

VIGOT FRÈRES, ÉDITEURS

23, PLACE DE L'ÉCOLE-DE-MÉDECINE, 23

1908

LES EUNUQUES

A TRAVERS LES AGES

DU MÊME AUTEUR

Castration criminelle et maniaque, 1902.

Intoxication picriquée, 1903.

Parésie et crises vésicales préataxiques traitées
par l'électricité, 1904.

Modification à l'électrolyseur à courants faibles,
1904.

Dʳ RICHARD MILLANT

LES EUNUQUES

A TRAVERS LES AGES

AVEC 20 FIGURES DANS LE TEXTE

D'APRÈS LES DESSINS DE L'AUTEUR

« La castration aurait dû être le châtiment
de celui qui l'inventa. »

(Ovide).

LES RELIGIONS ET L'EUNUCHISME
LA CASTRATION GUERRIÈRE. — LA CASTRATION PÉNALE
L'EUNUCHISME DANS L'ANTIQUITÉ
MÉDECINE EMPIRIQUE ET CASTRATION
LES EUNUQUES CÉLÈBRES
LES CASTRATS DE LA CHAPELLE SIXTINE
LES EUNUQUES ORIENTAUX. — LA CASTRATION DEVANT LA LOI

PARIS

VIGOT FRÈRES, ÉDITEURS

23, PLACE DE L'ÉCOLE-DE-MÉDECINE, 23

—

1908

INTRODUCTION

« Tout dégénère entre les mains de l'homme. Il force une terre à nourrir les productions d'une autre, un arbre à porter les fruits d'un autre. Il mêle et confond les climats, les éléments, les saisons ; il mutile son chien, son cheval, son esclave ; il bouleverse tout, il défigure tout ; il aime la difformité, les monstres ; il ne veut rien tel que l'a fait la nature, pas même l'homme ; il le faut dresser pour lui, comme un cheval de manège ; il le faut contourner à sa mode, comme un arbre de son jardin [1]. »

La justification de ces lignes emplies d'amertume ne se trouve-t-elle pas tout entière dans le spectacle des diverses mutilations corporelles effectuées par les hommes sur eux-mêmes ou sur leurs semblables depuis les temps les plus lointains ? L'un des premiers, Hérodote nous a rapporté la légende des Amazones, ces guerrières mythiques qui, pour manier

---

[1] J.-J. Rousseau. *Émile ou De l'éducation.*

l'arc avec moins de contrainte, n'hésitaient pas à se brûler la mamelle droite. De nos jours, les indigènes australiens, représentants déchus d'une race près de s'éteindre, se tailladent le tronc de larges balafres ou sacrifient une phalange, parfois un de leurs doigts, au cours de cérémonies rituelles. Ici, les naturels de telles tribus africaines ont imaginé de tailler leurs incisives en forme de dents de scies. Ailleurs, ce sont les Botocudos de l'Amérique du Sud, transformant leur physionomie par l'allongement de la lèvre inférieure ou du lobule de l'oreille, et modifiant à la longue la plastique normale de ces organes à l'aide de lourds ornements de cuivre ou de bois.

Pratiques étranges en vérité, mais qui ne sauraient exciter la curiosité au même titre que cette mutilation par excellence, la plus cruelle entre toutes, et non la moins répandue : l'excision partielle ou totale des organes génitaux de l'homme, désignée sous les noms divers de castration, d'éviration ou d'eunuchisme.

En présence d'une mutilation aussi singulière, on est amené à se demander quels mobiles guidèrent l'humanité dans cette voie, et à la base des prétextes les plus différents, on peut alors discerner un mélange complexe de sentiments religieux et de problématiques intérêts d'ordre économique ou social. De ceux-ci, la barbarie atavique est sans doute seule responsable, mais leurs déplorables conséquences ne s'en perçoivent pas moins jusque dans notre civilisation contemporaine.

Une seule chose en effet demeure immuable : la nature humaine, toujours identique à travers l'espace et le temps. Pour quelques contrées où la civilisation a porté ses lumières, où la dignité de chacun n'a plus à redouter pareil attentat, combien de terres où les conditions d'une existence trop facile, un climat amollissant, ont éteint dans le cœur de l'homme la conscience même du droit d'autrui. C'est en ces pays, dont la vie primitive semble à peine avoir été modifiée par le cours des siècles, que la sauvagerie des anciennes coutumes a subsisté, perpétuant cette cruauté native dont la castration est un probant témoignage.

Quelle peut en être l'origine ? Suivant une croyance répandue dans l'antiquité et propagée par la tradition populaire, les hommes tiendraient d'un animal, le castor, la connaissance de cette sorte de mutilation. On sait que le castor sécrète au niveau de deux follicules placés de chaque côté des parties sexuelles une substance médicamenteuse, utilisée encore aujourd'hui comme sédative du système nerveux. Les Anciens prenaient ces glandes pour les testicules de l'animal, et ceux qui en faisaient le commerce, des Arabes notamment, les vendaient sous la désignation de « testicules d'Outre-Mer ». Le produit leur provenait en effet par la mer des Indes et le golfe Persique. Pour renchérir sur la valeur de leur marchandise, ils racontaient que le castor, sur le point d'être atteint par les chasseurs, se castrait à l'aide de ses incisives, abandonnant ses testicules, plutôt que de se laisser prendre. Les Latins auraient ainsi formé de l'expression *castorare* (faire comme le castor, qui châtre) le verbe *castrare* (châtrer). En réalité ce dernier vocable tire son origine du mot latin *castrum* qui veut dire *couteau*, et la légende ne nous explique pas en vertu de quelle aberration l'idée de cet humiliant supplice put naître dans un cerveau humain. Nous essaierons donc d'en retrouver une origine plus précise, tout en exposant son évolution chez les différents peuples.

Tel est l'objet que nous nous sommes proposé. Il n'existe pas, en effet, à notre connaissance, d'histoire générale de l'eunuchisme et des eunuques. Les travaux ayant rapport aux castrats et aux différentes applications ethniques de l'excision des organes sexuels remontent pour la plupart à une date déjà ancienne. Le xviie siècle en fournit quelques-uns, mais comme bon nombre d'ouvrages de cette époque, les détails intéressants qu'ils renferment se perdent dans le fatras d'une scolastique ennuyeuse et d'invraisemblables légendes. De plus, ils sont écrits en latin, ce qui constitue généralement un écueil, et non des moindres, aux yeux du lecteur.

D'autres documents sont épars dans les écrits les plus divers, dans les plus anciens textes et dans les ouvrages les plus modernes. Nous pensons en avoir réuni un assez grand nombre pour éviter aux curieux de sciences ou de lettres des recherches longues, souvent fastidieuses, et pouvoir enfin donner une étude d'ensemble de la question en reconstituant sommairement l'histoire de l'eunuchisme. Sommairement, disons-nous, car le sujet serait des plus vastes si, remontant aux origines de cette sanglante coutume, on voulait développer les considérations morales qu'elle comporte. Nous avons dû nous borner, et l'on ne trouvera ici à proprement parler qu'un essai historique sur les mutilations génitales, désignées du terme générique de castration. Tout au plus avons-nous un peu élargi ce cadre, dans l'un des chapitres, à propos de la castration d'origine religieuse, car il nous a paru indispensable d'envisager d'un rapide coup d'œil les différentes mutilations rituelles.

C'est volontairement, par contre, que nous avons laissé dans l'ombre un point qui semblerait devoir ressortir à cette étude : nous voulons parler de la castration chez la femme. Il ne s'agit pas ici, bien entendu, de cette opération en tant que procédé chirurgical réservé à diverses maladies de la matrice ou des ovaires, mais de la castration plus ou moins complète envisagée dans son évolution à travers les âges. En d'autres termes, fit-on, autrefois, des femmes eunuques? Et s'il y en eut, ont-elles mérité, intégralement, cette appellation? Leur faisait-on subir l'excision simple du clitoris ou des petites lèvres, comme cela se pratique encore sur différents points de l'Afrique, ou bien l'ablation des organes essentiels de la génération, utérus et ovaires, en faisait-elle de véritables eunuques?

Est-il seulement vraisemblable qu'une aussi grave

intervention put être menée à bonne fin par les chirurgiens contemporains d'Hippocrate? Il est permis pour le moins d'en douter. Toutefois un historien ancien rapporte qu'un châtreur d'animaux, ignorant certes des méthodes antiseptiques, aurait enlevé la matrice à sa fille, laquelle exerçait le métier de courtisane. Remontons plus en arrière: dans les *Problèmes* d'Aristote, il est parlé d'eunuques hommes et d'eunuques femmes. Comment doit-on l'entendre ?

Le texte d'un historien grec, Xanthus, qui est parvenu jusqu'à nous par les citations qu'en ont faites Suidas et Heyschius nous apprend qu'un roi de Lydie, Gygès, fit le premier châtrer des femmes pour s'en servir en guise d'eunuques, et aussi pour leur conserver plus longtemps la jeunesse et la beauté, *ut iis semper ætate et forma florentibus uteretur*[1].

Chaque fois, malheureusement, qu'ils abordent ces questions, les anciens textes deviennent ambigus et pleins d'obscurité et toute cette partie mériterait à elle seule une étude des plus approfondies. Elle ne saurait en tout cas trouver place dans cet ouvrage où il ne sera question que de l'excision des organes génitaux mâles.

---

1. Galien, liv. I. *De semine.*

CHAPITRE PREMIER

LES RELIGIONS ET L'EUNUCHISME

> « Chose étrange, un prêtre est eunu-
> que de droit, et s'il l'est de fait, on le
> répute irrégulier et inhabile au sacer-
> doce. »
>
> CAMILLE DESMOULINS.

Lorsque Geoffroy Saint-Hilaire définissait l'homme, dans la série des êtres animés: *animal pium*, un être pieux, l'illustre naturaliste considérait l'humiliation de la créature devant une puissance génératrice comme le trait caractéristique de l'intelligence humaine.

Rien n'était plus juste, en vérité, car s'il est une manifestation que l'on retrouve invariablement à l'origine de tous les peuples, c'est bien celle du sentiment religieux. Par des inductions presque inévitables nos premiers ancêtres furent en effet amenés à accorder aux animaux, aux plantes, aux éléments eux-mêmes une âme puissante dont l'action tantôt bienfaisante, tantôt néfaste, suffisait à justifier tous les événements quelque peu inattendus. C'est dans le désir de se concilier ces puissances redoutables

qu'il faut chercher l'explication des plus anciennes
pratiques religieuses, la genèse même du sentiment
religieux. Aussi apparaît-il d'abord purement repré-
sentatif, adéquat aux premiers tâtonnements d'esprits
frustes à la recherche de la vérité ; pour s'exprimer
il emprunte la figuration anthropomorphique des
forces de la nature. Ce ne sera que plus tard, et
parallèlement à l'évolution de l'esprit humain, que
d'autres manifestations, plus abstraites, viendront
le suppléer. Mais l'idée initiale n'en subsistera pas
moins, et longtemps encore le mystère des forces qui
régissent le monde servira de base aux religions
les plus diverses, nées sur les points du globe les
plus opposés.

De ces puissances obscures, il en est une, la puissance créatrice, qui prime toutes les autres, sans en
excepter les forces destructives dévolues aux éléments. Cette faculté de créer, cet insoluble problème
de la génération, cette union de deux êtres donnant
le jour à un être nouveau qui devra à son tour assurer la perpétuité de la race, voilà ce qui semble
avoir, par-dessus tout, ému l'instinct religieux des
premiers hommes. Ils adorèrent cette manifestation
de l'inconnu, signe le plus certain à leurs yeux de
la puissance divine, et dans leur foi simpliste, ils
prirent les organes mêmes de la génération pour
objet de leur culte [1].

---

1. On portait en procession, en Égypte, le phallum, qui
était un gros priape. Les organes de la génération étaient regardés comme quelque chose de noble et de sacré, comme un
symbole de la puissance divine ; on jurait par eux, et lorsqu'on
faisait un serment à quelqu'un, on mettait la main à ses testi-

L'image de la virilité dans la plénitude de sa force devint pour eux l'emblème de la divinité créatrice, emblème non point obscène, mais « naïf comme la nudité elle-même » et que, bien plus tard, dans une civilisation déjà raffinée, les matrones romaines ne craignaient pas de suspendre à leur collier, sous forme

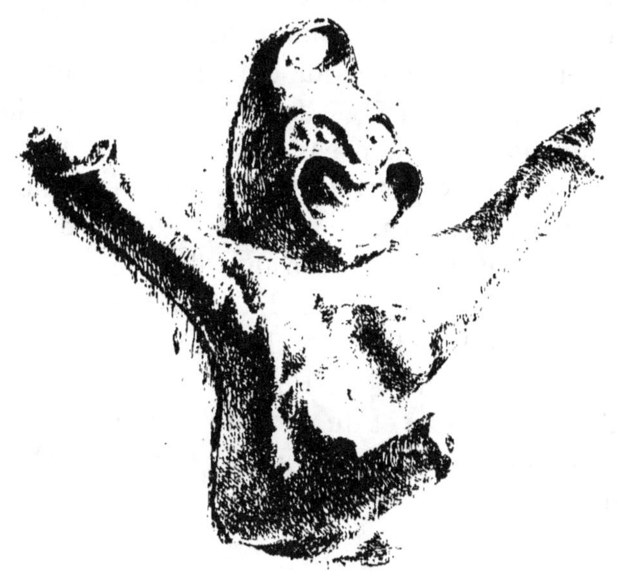

Fig. 1. — Amulette phallique, en bronze.

d'amulettes (fig. 1) afin de se rendre Lucine favorable [1].

« Cette partie de notre corps estoit déifiée, écrit cules ; c'est peut-être même de cette ancienne coutume qu'ils tirèrent ensuite leur nom, qui signifie *témoins*, parce qu'autrefois ils servaient ainsi de témoignage et de gage. »

(Volt. Dict. philos.)

1. Cf. J.-A. Dulaure. *Des divinités génératrices ou du culte du phallus chez les Anciens et les Modernes.* Paris, 1805.

Montaigne ¹, et en plusieurs cérémonies, l'effigie en
estoit portée en pompe à l'honneur de diverses divi-
nitez. Les dames Égyptiennes, en la feste des Bacchanales, en portoient au col un de bois, exquisement
formé, grand et pesant, chascune selon sa force ;
outre ce que la statue de leur dieu en représentoit
qui surpassoit en mesure le reste du corps. Les sages
matrones de Rome estoient honorées d'offrir des
fleurs et des couronnes au dieu Priapus : et sur ses
parties moins honnestes, faisoit-on seoir les vierges,
au temps de leurs nopces ². »

Dans toutes les parties du monde, au Mexique, en
Bretagne, aux Indes, on rencontre encore des monuments monolithiques figurant d'immenses *phallus*
qu'érigea cette forme de l'idolatrie païenne, d'où
naquirent : aux Indes, le culte de Siva et du *lingam*
(membre viril), chez les Phéniciens, le culte de Ta-
nit l'Omniféconde, et du cône de pierre noire « cette
signification de la vie, érigée comme un obélisque
d'ombre, à aspect de gigantesque phallus ³. »

1. Montaigne. *Essais*, L. III, ch. V.

2. Le fait est relaté par saint Augustin « *In celebratione nup-
tiarum, super Priapi scapum nova nupta sedere jubebantur.* »
(De civit. Dei. liv. VII, ch. XXIV). Mais cette coutume semble
être originaire de l'Inde, et Duquesne rapporte (Voyage dans
l'Inde) qu'il a vu dans une pagode des environs de Pondichéry,
de jeunes mariées venant faire au dieu le sacrifice de leur vir-
ginité : on les faisait asseoir sur un lingam en bois ou en fer.
« Mais, ajoute-t-il, dans certaines pagodes, les prêtres, plus
adroits, ont ravi à ce dieu une fonction aussi précieuse. »

3. On sait que les Grecs érigèrent des temples au dieu Priape,
Il est dit d'autre part, dans les textes juifs, que le peuple d'Israël
adora momentanément lui aussi cette divinité, et que Maacha,
mère du roi juif Asa, fut sa grande prêtresse.

Le récit de l'institution même du culte phallique chez les Indiens, nous le retrouvons, dans les Livres des Védas, vastes compositions poétiques qui remontent à l'antiquité la plus reculée.

La légende rapporte donc que les dieux Vichnou et Brahma, s'étant rendus au Kaïlassa, paradis du dieu Siva, pour lui rendre visite, le surprirent « usant avec sa femme des prérogatives du mariage. » L'esprit fortement échauffé par les boissons enivrantes qu'il avait absorbées, la raison égarée par l'ivresse à la fois et la lubricité, ce dieu impudique ne daigna même pas s'apercevoir de la présence de ses divins visiteurs, et il continua de s'abandonner devant eux aux transports de la plus fougueuse passion.

« A cette vue, quelques-uns des dieux et surtout Vichnou, se prirent à rire ; cependant la plupart, outrés d'indignation et de colère, chargèrent le cynique Siva d'injures et de malédictions.

« —Non, lui dirent-ils, tu n'es qu'un démon ; tu es pire qu'un démon ! Tu en portes la figure et tu en as toute la malice ! L'amitié que nous avions pour toi nous avait conduits ici pour te faire une visite et tu ne rougis pas de nous rendre spectateurs de ta brutale sensualité. Maudit sois-tu ! Qu'aucune personne vertueuse n'ait désormais de liaisons avec toi ! Que tous ceux qui te fréquentent soient regardés comme des insensés et bannis de la société des honnêtes gens !

« Après avoir prononcé ces anathèmes, les dieux se retirèrent, tout couverts de confusion.

« Cependant Siva, reprenant un peu l'usage de son jugement, demanda à ses gardes quelles personnes étaient venues le visiter. Ils ne lui laissèrent rien ignorer de ce qui avait eu lieu, et lui retracèrent l'in-

dignation que ses illustres amis avaient fait éclater
avant leur départ... Le récit de ses gardes fut un coup
de foudre pour Siva et pour Dourga sa femme; ils
en moururent l'un et l'autre de douleur, dans la posture même où ils avaient été surpris par les dieux.

« Siva voulut que cette action qui, en le couvrant
de honte, avait occasionné sa mort, fût célébrée parmi
les hommes.

« — La honte, a-t-il dit, m'a fait mourir ; mais aussi
elle m'a donné une nouvelle vie et une nouvelle
forme qui est celle du *Lingam* (phallus des Romains.)

« Vous, démons, mes sujets, regardez-le comme
un autre moi-même ! Oui, le Lingam, c'est moi et je
veux que désormais les hommes lui offrent leurs
sacrifices et leurs adorations. Ceux qui m'honore-
ront *sous cette forme du lingam* obtiendront infailli-
blement l'objet de leurs vœux et une place dans le
Kaïlassa.

« Je suis l'être suprême, mon lingam l'est aussi ;
lui rendre les honneurs dus à la divinité est un acte
du plus grand mérite [1]. »

Dans certaines contrées de l'Inde, le thème de
cette fable est un peu différent : lorsque Siva, qui
était un dieu de fort mauvais exemple, vivait parmi
les hommes, plusieurs femmes, attachées au service
des prêtres, furent enlevées par lui. Justement indi-
gnés, les brahmanes prononcèrent toutes sortes de
malédictions contre l'impure divinité tant et si bien
qu'elle y perdit l'usage d'un de ses membres, et non
le moins utile en l'occurrence. Le *lingam* devint, dès

---

1. *Linga-Pourana.* (Trad de l'abbé Dubois.)

lors, la consécration rituelle de cette mésaventure survenue au dieu ravisseur.

Suivant une dernière version, ce fut le dieu lui-même, incommodé des dimensions excessives de son sexe, qui coupa son *lingam* en douze parties, d'où naquirent toutes les créatures humaines.

Ces différentes conceptions de la divinité, si proches de l'instinct, ayant pour base l'amour physique et la propagation de l'espèce, ne pouvaient se limiter toujours à la pure déification de l'acte créateur. Elles côtoyaient de trop près « les portes de l'abîme » pour que notre faible humanité ne s'y laissât pas choir.

Pour cela, il n'y avait qu'un pas à franchir : il le fut le jour où l'union des sexes devenant elle-même un acte religieux, on vit la promiscuité la plus immorale s'implanter dans les cérémonies du culte, engendrant les mystères et les débauches de l'érotisme païen, qui contribuèrent à la ruine morale et économique des nations les plus civilisées de l'antiquité.

Cependant, par une idéalisation à première vue paradoxale, et en opposition de cette formule sexuelle de la divinité, était né un système différent dans la conception du bonheur suprême.

Basé sur l'idée philosophique de l'unité de l'Être divin, ce système considérait la pluralité des choses de ce monde « engendrées par la volonté, la concupiscence et l'amour » comme l'œuvre du Génie du Mal, inconciliable avec la loi divine.

Le sage devait donc s'isoler, se replier sur lui-même, s'interdire surtout d'aimer et de procréer, afin de s'unir de nouveau, par la dissolution de sa personnalité, à l'essence divine, à l'Être supérieur qui seul existe véritablement et dont toutes les âmes ne sont que des éléments épars. De l'Inde brahmanique, où elle était née en même temps que le Bouddhisme, cette philosophie ascétique devait s'étendre sur le monde ancien, s'imposer plus tard, en se modifiant à peine, à l'esprit chrétien, et déterminer, à travers les siècles, les erreurs et les excès du mysticisme.

De tous temps, aux Indes, dans la partie méridionale où on les nomme *Kojahs*, mais plus particulièrement au nord de la péninsule, dans les pays voisins de l'Himalaya, le Népaul ou le Thibet, là où s'est surtout conservée la doctrine de Bouddha, il s'est rencontré de ces sages conjonctionnaires (*yônigas*, sansc.), fanatiques acharnés à la poursuite de la dernière espérance promise au juste, la fusion avec l'Être suprême. Non contents d'adopter pour y parvenir cette sorte d'eunuchisme spirituel auquel s'astreignent les prêtres chrétiens, le plus souvent ils ne redoutent pas de se soumettre à la castration véritable, en vue de s'assurer plus parfaitement encore le divin repos du Nirvâna [1].

.·.

Dans la civilisation antique, à cette époque où le fanatisme religieux devait marquer l'apogée de l'eu-

1. Voici, à ce sujet, une intéressante observation de G. Davidson, chirurgien à Bombay :

« Tandis que j'étais en fonctions à l'hôpital civil de Kaira, il y a quelques mois, j'eus l'occasion d'observer deux cas d'amputation complète des organes génitaux, chez deux Hindous.

« Le cadavre de l'un m'avait été soumis par la police, aux fins d'autopsie, l'hémorragie qui suivit la mutilation ayant nuchisme, nous allons retrouver cette même manifestation sous forme d'offrande à la divinité des organes de la génération. « Peut-on douter, dit Voltaire dans son *Essai sur les mœurs*, que ce ne fut l'effet de l'ancienne coutume de sacrifier aux dieux ce qu'on avait de plus cher, et de ne point s'exposer, devant des êtres qu'on croyait purs, aux accidents de ce qu'on croyait impureté ? »

Est-ce bien là la véritable raison ? Ou plutôt ne faut-il pas envisager ce sanglant sacrifice, ainsi que le veut Bergmann [1], comme le témoignage, le symbole de l'humilité de la créature envers les dieux ? Signe de dépendance que nous aurons maintes fois l'occasion de voir appliqué par les rois victorieux

entraîné la mort. L'autre fut en traitement à l'hôpital. Tous deux étaient des adeptes d'une secte religieuse à peu près disparue et ils s'étaient mutilés au cours d'une cérémonie de leur culte. Cette secte ne compte plus de représentants dans les possessions anglaises, mais peut-être n'en est-il pas de même dans les pays hindous non soumis à l'influence de l'Angleterre. Quoi qu'il en soit, le magistrat chargé d'instruire l'affaire me dit qu'il n'avait jamais vu ni même entendu parler auparavant d'actes semblables.

« Sur ces entrefaites, deux autres individus, dont les organes génitaux avaient été enlevés de la même manière, quelque temps auparavant, et qui étaient, eux aussi, impliqués dans l'affaire précédente, furent arrêtés et emprisonnés. Ils étaient en parfaite santé.

« ...Le malade dont il a été question plus haut, et qui fut en traitement à l'hôpital, guérit également. Les organes sexuels avaient été excisés au ras du corps avec un instrument rappelant le tranchet dont se servent les cordonniers. »

(The Lancet, 16 fév. 1884.)

1. Bergmann. *Origine, signification et histoire de la castration, de l'eunuchisme et de la circoncision*. Palerme 1883.

chez les peuples subjugués [1], et qui repose sur un principe identique, à cette différence près toutefois qu'alors le sacrifice ne s'effectue pas spontanément.

Quoi qu'il en soit, les desservants du culte de plusieurs divinités étaient des castrats. Les ministres du grand dieu d'Émèse, en Syrie, dont l'empereur Héliogabale introduisit le culte dans Rome, étaient mutilés. Le jour de sa fête, le grand prêtre jetait sur l'autel du dieu des phallus humains, en manière d'offrande consacrée.

De même l'hiérophante de Cérès Éleusine devait, pour se rendre digne de cette fonction, détruire en lui la virilité en se servant, *intus et extra*, de ciguë. Saint Jérôme parle d'un hiérophante d'Athènes qui usait ainsi de ciguë, dans un but de continence. Enfin, il existait, dans le célèbre temple de Cnide, des prêtres qui se faisaient eunuques et s'habillaient en femmes pour servir dans le sanctuaire.

Mais la divinité dont les autels s'ensanglantèrent le plus fréquemment de mutilations génitales, ce fut Cybèle, dénommée aussi la Bonne Déesse, la Mère des dieux, divinité redoutable dont le culte allait se répandre de la Phrygie, son berceau d'origine, à tous les pays d'Asie que baignaient la mer Intérieure et la mer Égée. Par la suite, ses prêtres devaient même l'importer en Grèce et jusque dans l'empire romain.

Astarté pour les Phéniciens, Cybèle, la Déesse de la Nature, reçut à Éphèse le nom de Diane, mais cette Diane d'Éphèse, dont le temple vénéré était l'une des sept merveilles du monde, n'avait aucun

---

1. Voir chapitre II.

rapport avec la chaste déesse honorée en Grèce sous le même nom.

Les plus anciennes légendes relatives à Cybèle, qui s'y trouve désignée sous le nom d'Aggdistis, proviennent de Pessinonte, ville de Galatie, restée longtemps phrygienne et située au pied du mont Dindyme. Pausanias nous les a transmises, et nous lui devons, avec la forme primitive de cet ancien mythe, l'origine des actes fanatiques de ses sectateurs.

D'après son récit, Jupiter ayant fécondé la Terre durant son sommeil, il en naquit un être divin, hermaphrodite parfait, possédant à la fois le sexe de l'homme et celui de la femme. Mais les dieux remplis d'horreur à la vue de ce monstre lui tranchèrent les parties viriles, et les abandonnèrent sur le sol. Il en naquit un amandier.

C'est alors qu'une nymphe, fille du fleuve Sangarios, apercevant les fruits de l'arbre divin, les cueille et les glisse dans son sein, imprudemment : bientôt, en effet, elle met au monde un fils, Atys, qu'elle abandonne. Mais un bouc tutélaire va veiller sur ses destinées jusqu'au jour où une âme compatissante recueillera l'enfant.

Cependant celui-ci grandit, et en grandissant il acquiert une beauté plus qu'humaine. A Pessinonte, la fille du roi l'ayant aperçu sent un amour dévorant s'emparer d'elle : elle épousera Atys, telle est sa volonté irréductible. Déjà tout est prêt pour l'hyménée, quand soudain paraît la déesse Aggdistis, follement éprise, elle aussi, du bel adolescent. Dans sa fureur jalouse elle égare l'esprit d'Atys, et l'infortuné, poursuivi et lacéré de coups par les Furies, s'enfuit dans les bois où il se tranche les parties viriles pour mettre fin à son supplice.

Plus tard Aggdistis conçut du repentir de cette cruelle vengeance et elle obtint du maître des dieux que le corps du jeune Phrygien demeurât incorruptible.

Cette légende rappelle sur plusieurs points celle d'Adonis, qui fut aimé de Vénus, de même qu'Atys fut aimé de la déesse asiatique. Comme lui, il meurt, puis il ressuscite. Tous deux symbolisent vraisemblablement l'évolution annuelle de la végétation terrestre.

Le récit des amours de Cybèle figure également dans Ovide[1], mais sous cette forme un peu différente : la déesse, s'étant éprise d'un chaste amour pour un jeune Phrygien d'une beauté parfaite nommé Atys, l'attacha à sa personne, et lui confia le soin de son temple, mais en lui imposant la continence absolue durant tout le cours de sa vie. Bien qu'il eût fait serment de ne jamais enfreindre ces conditions, le jeune homme se laissa entraîner par sa passion pour la nymphe Sagaride, que Cybèle, irritée, fit aussitôt périr. Désespéré, Atys s'enfuit alors sur le mont Dindyme, et, à l'aide d'une pierre tranchante, il se déchira les parties sexuelles, s'écriant : « Périssent les parties de mon corps qui m'ont été si funestes ! » (Fig. 2.)

Ici encore l'origine de l'opération à laquelle se soumettaient les prêtres de la divinité se retrouve dans l'automutilation d'Atys.

Une foule de sanctuaires étaient consacrés à Cy-

1. Fast. IV.

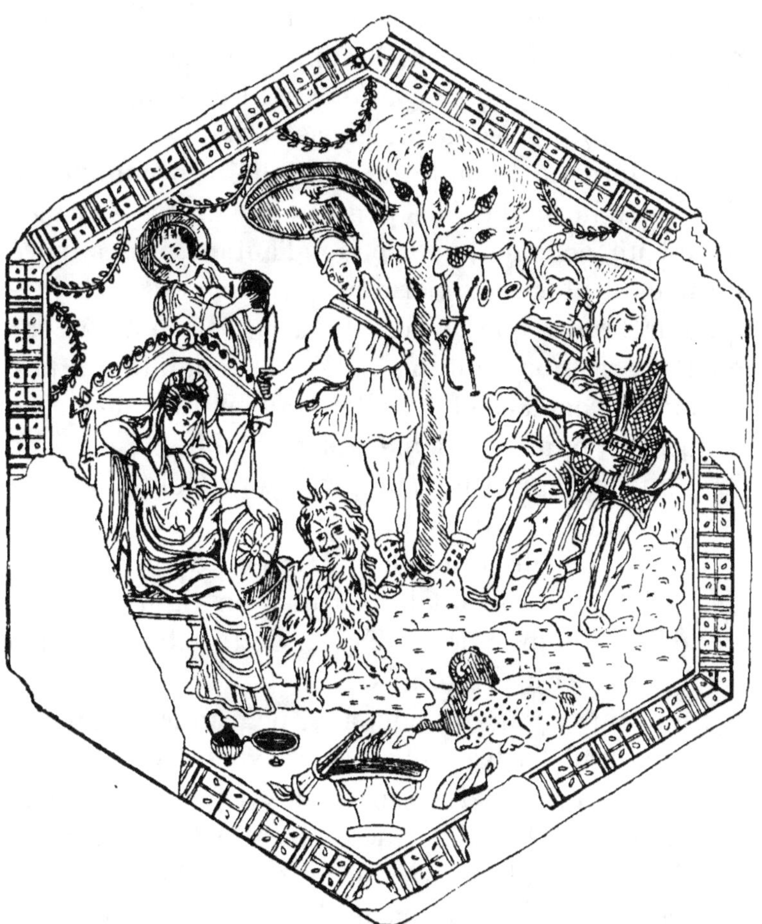

FIG. 2. — Mutilation d'Atys.

Plaque de marbre du cabinet des médailles (Bibl. nat.). — Atys
est assis sur un rocher, au pied d'un pin auquel sont sus-
pendues une paire de cymbale et une double flûte. Un cory-
bante le soutient, car il paraît avoir perdu ses forces après
s'être mutilé. A droite, escortée d'un lion, Cybèle est assise
sur un trône, la tête entourée d'un nimbe. Au premier plan,
un bélier soutient un *mouton*, et un lambeau d'étoffe, suivant l'ingénieuse interprétation de M. de Witte, cache dans
ses plis les traces de l'émasculation.

bèle dans toute la partie occidentale de l'Asie mi_
neure, et le nombre des ministres de la Grande
Déesse, *matris magnæ comites*, était considérable. A
l'origine, tous subissaient la castration.

Mais lorsque le culte de cette divinité commença
de s'introduire chez les peuples voisins, ce sacrifice
devint un acte de haute piété, d'autant plus admiré
qu'il était plus rare. Certains écrivains ont été jusqu'à prétendre que l'usage de la castration ne fut pas
en Phrygie une coutume nationale remontant à une
antiquité reculée, et qu'elle était plutôt d'origine
sémitique, opinion à peine vraisemblable, étant donné
la répulsion qu'inspira toujours aux Hébreux cette
trop complète mutilation.

Partout la fête annuelle de Cybèle donnait lieu à
des cérémonies symboliques où l'on figurait la légende des amours de la déesse. Cette fête avait lieu
à l'équinoxe du printemps.

Le premier jour, on coupait en grande pompe un
pin, qui était l'arbre consacré à Cybèle. Pendant ce
temps, les prêtres de la mère des Dieux chantaient
ses louanges, tandis que « retentissaient la vaste
cymbale au contour arrondi, avec la crotale aux sons
bruyants et que s'allumaient les torches formées du
bois jaunissant des pins [1] ».

Dès le lendemain commençait la représentation
d'un drame hiératique rappelant tout d'abord la douleur de Cybèle abandonnée de son amant. A un signal
donné par les trompettes, les prêtres et tous les assistants, poussant des cris de désespoir, appelaient le
dieu infidèle et pleuraient sa disparition.

1. Pindare.

La troisième journée comprenait d'ordinaire la réception des nouveaux initiés et, à cette occasion, la cérémonie en mémoire de l'émasculation d'Atys. C'est alors qu'éclataient les transports des prêtres de Cybèle, les Galles qui figuraient les Corybantes, compagnons mythiques de la déesse. Progressivement envahis d'une ardeur sauvage, les cheveux au vent, brandissant des épées, et poussant des hurlements frénétiques, ils imprimaient à leur corps des mouvements désordonnés. Exaltés jusqu'au délire et saisis d'une sorte de fureur mystique qui les rendait insensibles à la douleur, ils se tailladaient les bras et la poitrine de profondes balafres, jusqu'à ce qu'ils tombassent à terre, épuisés et couverts de sang.

Mais ce n'était là que le prélude de cette barbare tragédie ; à ce moment, l'initié se précipitait, et exhorté par les cris de la populace se mêlant au fracas assourdissant des cymbales, des flûtes et des tympanons, il se livrait à son tour aux tournoiements d'une danse vertigineuse. Puis, en proie soudain à cet état d'exaltation paroxystique que les anciens avaient dénommé *furor acdestius* [1], il se saisissait d'une épée et donnait à la curiosité brutale des assistants la représentation complète du malheur d'Atys.

Ces danses sacrées, accompagnées de mutilations sanglantes, sont caractéristiques et on les retrouve dans toutes les liturgies primitives. Nous ne faisons que signaler le fait en passant ; nous aurons l'occasion d'y revenir plus longuement à propos des *Skoptzy* russes.

Pendant trois jours encore, du 25 au 27 mars, suc-

------

1. Arnob. *Adv. gent.*, V. 13.

cédaient aux cérémonies sauvages que nous venons de décrire des fêtes de joie, *hilaria*, où l'on glorifiait la résurrection et l'apothéose du dieu, et durant lesquelles le phallus était promené triomphalement à travers les villes [1]. Ces fêtes clôturaient la célébration des mystères de la Grande Déesse.

Celle-ci était également vénérée en Syrie sous le nom de Déesse syrienne. Ses prêtres étaient aussi des eunuques, et s'il faut en croire la légende, le premier de ces prêtres ou galles aurait été un certain Combabus, qui alla mourir à Hiérapolis, où la dévotion des fidèles lui éleva une statue de bronze.

Lucien, ou l'auteur anonyme de la *Déesse Syrienne*, rapporte certaine mésaventure survenue à Combabus, au temps de sa jeunesse, mésaventure dont il fut d'ailleurs la victime volontaire, mais qui décida de sa vocation.

Ce Combabus, jeune Syrien d'une beauté remarquable, avait reçu de son roi, Antiochus Ier, la mission d'accompagner dans un voyage la reine Stratonice. Elle se rendait à Hiérapolis, pour y édifier un temple à Junon, ainsi que l'ordre lui en avait été donné en songe.

Or, comme il redoutait les suites funestes d'une médisance, et dans la crainte qu'on le soupçonnât de vouloir s'attirer les faveurs de la reine, le jeune homme résolut de se castrer avant le départ. Lors-

---

1. « C'est toujours après un événement funeste et malheureux que le phallus paraît publiquement et reçoit des hommages divins, parce que c'est après les frimas et la stérilité de la nature végétante que le soleil paraît et répand partout la vigueur et la fécondité. »

(Dulaure, *loc. cit.*)

qu'il eut mis à exécution son dessein, il enferma ces tristes dépouilles dans un coffret ; puis il pria le roi de le garder jusqu'à son retour, lui confiant, disait-il, « ce qu'il avait de plus précieux au monde ».

L'événement se chargea de justifier la précaution prise ; mais comme il s'était mis en garde contre toutes les calomnies, il n'eut pas de peine à confondre ses accusateurs et Antiochus le combla d'honneurs et de présents.

Les amis de Combabus, désirant complaire, eux aussi, à l'infortune du favori, se prêtèrent de leur plein gré à une opération identique, dans l'espoir que la communauté de leur infortune atténuerait en lui le regret d'une perte irréparable.

Par la suite, cette coutume subsista et chaque année, dans le temple élevé par Stratonice, un certain nombre de jeunes hommes accomplissaient sur eux-mêmes l'atroce mutilation, en l'honneur de Combabus, ou en l'honneur de la déesse [1].

Ce jour-là correspondait à la « journée sanglante » du culte phrygien. « Bon nombre de gens, raconte Lucien, qui n'étaient venus que pour voir, se laissent aller à ce que je vais dire. Le jeune homme décidé au sacrifice de sa virilité jette bas ses vêtements, s'avance au milieu de l'assemblée en poussant de grands cris, saisit un glaive réservé, je crois, pour cet usage, depuis de longues années, se châtre lui-même et court par toute la ville, tenant en main ce qu'il a coupé. La maison, quelle qu'elle soit, où il jette ce

---

1. De cette légende on peut rapprocher un conte égyptien, l'histoire de Bittiou qui se mutila par dépit d'avoir été accusé faussement d'adultère par la femme de son frère. (Maspéro. *Contes popul. de l'Égypte ancienne.*)

qu'il tenait est tenue à lui fournir des vêtements de femme. »

Primitivement, l'opération à laquelle se soumettaient les adorateurs de Cybèle s'effectuait, soit au moyen d'un simple fragment de vase brisé, d'un tesson de poterie de l'île de Samos, *samia testa* ; soit, le plus souvent, à l'aide de couteaux de terre cuite, fabriqués également dans cette île « dont les souvenirs mythologiques avaient entouré de respect les instruments provenant de son industrie locale. » Au dire de Pline, cette terre de Samos qui était utilisée, *intus et extra*, dans un grand nombre de maladies, était la seule qui dût servir à la fabrication des couteaux consacrés au culte. Elle seule garantissait l'innocuité de l'opération : *nec aliter citra perniciem*.

La mutilation consistait, s'il faut en croire certains auteurs, en une émasculation totale. La loi religieuse, en effet, enseignait que Cybèle exigeait la pureté intégrale de ses chastes amants : c'est dire que la mutilation qui caractérisait chez les Romains les *spadones*, auxquels on enlevait les testicules, à l'exclusion de la verge, n'eût pas parue, à juste titre, être une garantie suffisante de la chasteté des Galles [1].

Cette appellation, sous laquelle étaient désignés les prêtres de la grande déesse, passait pour venir du nom du fleuve phrygien Gallus : d'après Pline, l'absorption immodérée de cette eau fluviale rendait

---

1. Le titre d'*archigalle*, que l'on trouve pour la première fois dans Pline l'Ancien, servait à désigner le grand-prêtre à qui était confiée la haute direction du culte d'Atys et de Cybèle sur tout le territoire d'une ville (fig. 3).

dément, et l'on peut bien tenir pour une folie la castration volontaire.

Mais bien d'autres étymologies, également douteu-
ses, ont été proposées : suivant Bergmann, ils tire-

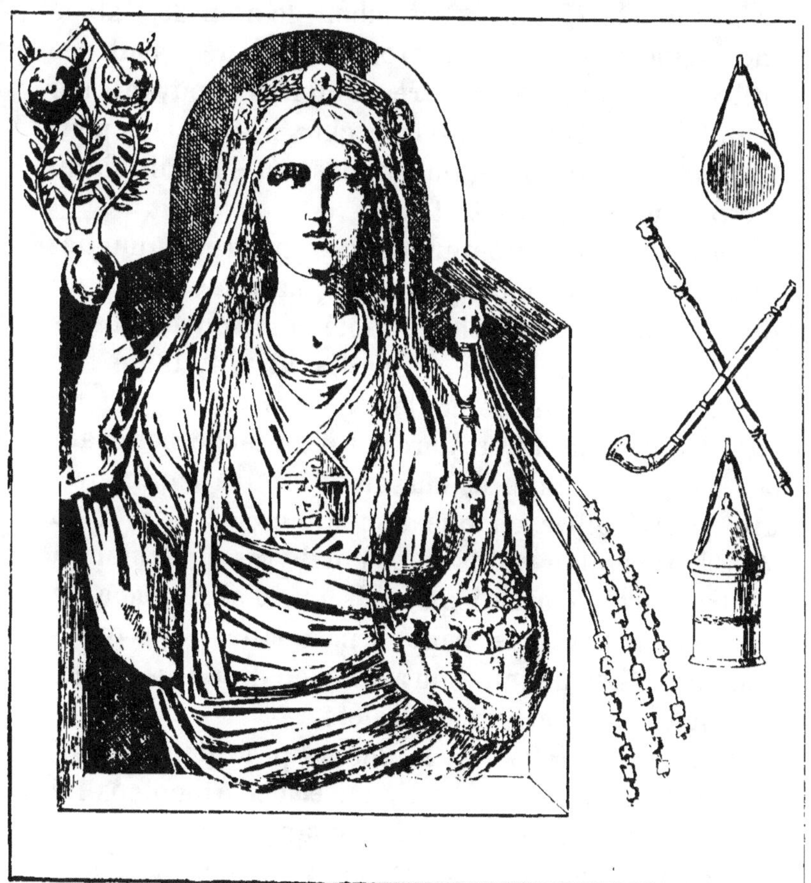

Fig. 3. — Un archigalle (Bas-relief du musée du Capitole).
De la main gauche, le personnage tient un panier de fruits,
parmi lesquels la pomme de pin, chère à Cybèle. Au-dessus
se trouve le fouet garni d'osselets, avec lequel les Galles se
donnaient la discipline ; enfin, les attributs ordinaires du
culte, les cymbales, le tympanon, les flûtes.

raient leur nom du grand usage qu'ils faisaient, dans leurs cérémonies, de cantiques sacrés et de chants (*gallus*, coq). Quelques auteurs ont essayé d'établir l'existence d'un mot phrygien qui aurait eu le sens de : prophète. D'autres rattachent le nom de Galle à une racine sémitique, et croient qu'il désignait des prêtres tourneurs. D'autres enfin, s'appuyant sur l'emploi fréquent de ce terme chez les Anciens pour désigner les eunuques, ont supposé qu'il devait signifier par lui-même castrat.

L'aspect déjà efféminé de ces prêtres eunuques s'aggravait encore du port d'un costume féminin : longue tunique blanche bariolée d'étroites bandes rouges qu'une ceinture assujettissait à la taille, ou surplis transparent de couleur jaune.

Le front ceint d'une tiare ou d'un large bandeau, à la mode orientale, ils laissaient croître leur chevelure pour l'offrir chaque année en sacrifice à la déesse. Il semble qu'ils se soient livrés également à d'autres actes d'ascétisme, tels que l'abstinence de certains aliments, le pain en particulier[1]. Ils pratiquaient aussi la flagellation au moyen d'une discipline faite de cordes garnies d'osselets[2].

Au temps de Périclès, la déesse phrygienne avait obtenu droit de cité en Attique, et les Athéniens lui avaient édifié un temple. Cependant si les Grecs lui donnèrent asile, ils repoussèrent presque toujours avec horreur les sanglantes pratiques que comportait en Asie le culte de cette divinité.

Lorsqu'en 415 avant Jésus-Christ, peu de temps

---

1. Arnob. *Adv. gent.*, v. 16.
2. Plutarq. *Adv. Colot.*, § 33.

avant le désastre de Sicile, on vit à Athènes un Galle phrygien sauter sur l'autel des douze dieux et se couper les parties viriles, il sembla que ce fût là un signe de la colère des dieux, avant-coureur funeste des plus grands malheurs. Cette répugnance pour les extravagances du rite phrygien est d'autant plus facile à concevoir que les eunuques étaient, en général, méprisés des Grecs ; ce qui ne les empêchait pas de faire un trafic considérable d'esclaves mutilés [1].

Le culte de Cybèle s'introduisit dans l'Empire romain beaucoup plus tard qu'en Grèce. C'était à l'époque de la seconde guerre punique, au moment même où le génie d'Annibal semblait devoir faire échec aux aigles romaines jusque-là victorieuses. L'anxiété régnait dans la République, lorsqu'un incident imprévu vint ranimer les courages : les décemvirs avaient découvert dans les *Livres Sibyllins* un oracle qui promettait la victoire, à cette condition que Cybèle, la Mère de l'Ida, *mater Idœa*, fût transportée de Pessinonte à Rome.

Ce fut donc une divinité de plus introduite dans la Grande Ville. Toutefois les Romains manifestèrent longtemps le même éloignement que les Grecs pour le rite phrygien.

En l'an 102 avant Jésus-Christ, le grand prêtre de Pessinonte était apparu au Forum dans son costume sacerdotal, le front ceint d'une couronne d'or, le corps majestueusement drapé dans une longue robe de pourpre. Un appareil si imposant n'avait pas manqué de produire une grande impression sur l'esprit de la multitude. Pourtant, lorsque, cette même année,

---

1. Voir chapit. IV.

un homme se mutila en l'honneur de la grande Déesse,
on rangea de nouveau cet acte de folie au nombre
des présages sinistres. Le fanatique qui s'en était
rendu coupable, un esclave, probablement d'origine
étrangère, fut condamné à la déportation au delà des
mers pour le reste de son existence [1].

Le culte de la mère des Dieux n'apparut donc
qu'assez tard à Rome sous sa forme sanglante. Ce fut,
dit-on, l'empereur Claude qui promulgua le texte de
loi associant définitivement la religion d'Atys à celle
de Cybèle, dans les limites de l'Empire, et autorisant
les Romains à célébrer le rite phrygien.

La grande fête de l'équinoxe du printemps réta-
blie, on vit de nouveau les Galles « fêter le sang »
et se mutiler au cours de cérémonies orgiastiques,
qui soulevaient pourtant un désaveu unanime : « Ce
sont là des scènes de torture, et non des cérémonies
sacrées ! » s'écriait Minutius Félix, dans un mouvement d'éloquente indignation.

Dès cette époque, les premiers chrétiens ne ména-
geaient guère leurs sarcasmes à l'adresse de ces usages
barbares, et ils s'appliquaient à réfuter les justifica-
tions symboliques de certains philosophes, défenseurs des cultes étrangers.

Mais le monde romain était en pleine décadence
et la licence des mœurs précipitait encore la ruine
de l'Empire. Au dire de Lampride, le successeur de
l'empereur romain Caracalla, Bassianus, plus connu

---

1. Il ne semble pas non plus que, vers cette époque, les prêtres de la Déesse aient joui d'une haute considération. En 78,
'un d'eux se vit confisquer une succession à laquelle il avait
des droits légitimes, attendu, disait l'arrêt, qu'il n'était ni
homme ni femme.   (Val. Max. 7.)

sous le nom du dieu syrien dont il était le grand prêtre, Élagabal ou Héliogabale, aurait fait, lui aussi, le sacrifice de sa virilité pour être promu au rang d'archigalle : « *Genitalia sibi devinxit et omnia fecit quæ Galli facere solent* [1]. »

Peut-être castrait-on également des esclaves, pour offrir leurs parties viriles en sacrifice à ces divinités sanguinaires importées de l'Orient. « C'est contre cet horrible abus que saint Augustin, qui relève, qui condamne, et qui réfute les ridiculitez, les infamies, les cruautés de la religion des païens, se déchaîne dans son excellent livre de la *Cité de Dieu* [2]. »

*
* *

Pour enraciné que fût le mal, la réaction contre ces pratiques inhumaines n'en grandissait pas moins, lentement mais sûrement. Et ce que n'avaient pu faire les arrêts de Nerva, de Trajan, d'Alexandre Sévère, la religion nouvelle qui surgissait alors à la conquête du monde occidental allait l'accomplir.

Sous l'effort du christianisme, les cérémonies sanglantes devinrent plus rares, et si le Dieu nouveau ne renversa pas, dès son apparition, les anciennes idoles, du moins le nom de Galles, réservé au début à des prêtres eunuques, pût-il s'étendre désormais à des prêtres de race latine qui n'avaient point fait le sacrifice de leurs organes virils [3].

---

1. Suivant D. Cassius (*Hist. romaine*, liv. XXIX), Élagabal n'aurait pas eu le courage d'amputer sa virilité ni même de se faire châtrer ; et il aurait mis sa conscience en repos en se faisant circoncire.

2. Ancillon. *Traité des eunuques*, 1707.

3. En Asie même, à la fin du IIe siècle, Abgar, souverain

Bientôt les derniers desservants d'un culte dont on avait abandonné les autels durent se résigner à parcourir le monde en parias, toujours coiffés de la mitre, mais une simple robe de lin ayant remplacé la pourpre et l'or.

Ils allaient, sortes de jongleurs ambulants, mendiant de lieu en lieu, remettant pour quelque menue monnaie les péchés de toute nature, et « vendant, avec un égal cynisme, prières et philtres amoureux». Apulée nous apprend qu'un certain nombre des leurs, les Métrargyrtes, promenaient à travers le monde grec des statues de la déesse syrienne, en prédisant l'avenir.

« Il ne resta enfin de tous ces anciens mystères que des troupes de gueux que nous avons vus, sous le nom d'Égyptiens, courir l'Europe avec des castagnettes ; danser la danse des prêtres d'Isis ; vendre du baume ; guérir la gale et en être couverts ; dire la bonne aventure et voler des poules. Telle a été la fin de ce qu'on a eu de plus sacré dans la moitié de la terre connue [1]. »

Peu à peu, en effet, les peuples se détournaient des coutumes du paganisme et de ses croyances puériles. Mais si l'Église chrétienne, encore toute sanglante des persécutions impériales, entreprit, dès le début, une guerre acharnée contre la castration, si par tous les moyens elle chercha à en éloigner le monde païen, il y eut à cela de multiples raisons.

Théologiques, d'abord : quelle plus grave offense peut-on faire à la divinité que de mutiler la créature

chrétien de l'Osrhoëne, interdit l'émasculation aux prêtres de Cybèle dans toute l'étendue de ses États.

1. Voltaire. *Essai sur les mœurs*.

faite à son image, de bouleverser l'organisme humain au point de changer la voix, la physionomie, tout l'aspect en un mot d'une créature de Dieu ? N'est-ce pas vouloir effacer le principe de distinction immuable qu'il a établi entre l'homme et la femme, et la Genèse fait-elle quelque part allusion à un sexe intermédiaire ? C'est là enfin une violation des lois de la nature et des devoirs sociaux, cent fois plus blâmable que l'homicide ou l'avortement auxquels le droit canon la compare, puisqu'elle atteint tous les enfants qui auraient pu naître du mutilé.

Les autres raisons sont d'ordre moins élevé peut-être, non plus spirituelles, mais temporelles, et il semble bien que l'Église ait poursuivi dans la personne des eunuques, « ferments d'hérésie », les habituels promoteurs des persécutions qui ensanglantèrent les premiers temps de son histoire, et lui suscitèrent tant d'obstacles sous le règne de Constantin et de Constance.

Il n'est épithètes méprisantes que ne leur aient appliquées S. Basile ou S. Jean Chrysostome. Sans cesse les premiers Pères s'élèvent avec véhémence contre leurs vices, leurs mœurs dissolues. S. Cyrille, en particulier, le plus acharné de leurs détracteurs, n'a pas de termes assez injurieux pour les châtrés.

Cependant l'Eglise glorifiait l'eunuchisme spirituel, et l'opposait à la barbare coutume contre laquelle elle s'insurgeait avec tant d'ardeur.

Par la suite, elle donna au sacrifice sa signification et sa portée véritables, par l'offrande au créateur non de l'organe, mais de sa fonction. Ainsi idéalisé, amené à l'état de pureté, le sacrifice n'en était que

plus méritoire, puisque la présence des organes générateurs assurait l'intégrité des désirs [1].

Ce ne pouvait être par conséquent qu'à force de
macérations et de pieuses pratiques que les ministres du Christ devaient gagner le ciel. Au reste,
châtrement réel ou castration mentale, les deux
choses n'étaient, sous une forme distincte, qu'un
même moyen tendant au même idéal.

Une morale moins primitive, un plus grand respect
peut-être de la vie humaine, avaient simplement atté-
nué la cruauté première de l'offrande. Son objet était
resté identique : le don qu'ils faisaient d'eux-mêmes
à l'Être divin ayant pour but de rendre certains
hommes dignes de guider leurs semblables à la recherche des vérités éternelles.

Tous les textes chrétiens ont insisté, à tour de rôle,
sur l'importance capitale du vœu de chasteté imposé
aux prêtres. Saint Augustin exalte les vertus de ceux
qui l'observent fidèlement. Dans le *De Patientia*,
Tertullien parle de ces eunuques volontaires, *volun-
tarii spadones*, voués à la continence en vue de leur

---

1. On sait toutefois que la continence absolue finit presque
toujours par réduire à leur minimum les désirs vénériens et
l'activité des parties génitales. La chasteté prolongée peut
même déterminer un dépérissement de l'organe à peu près
équivalent à la castration. Galien avait déjà remarqué que les
chanteurs et les athlètes qui s'abstenaient du coït pour conserver leurs forces avaient les parties sexuelles flétries comme
celles des vieillards, *exilia et rugosa*. Enfin, l'on connaît l'exemple de S. Martin, qui n'avait cessé, durant sa vie, de macérer
son corps par des austérités inouïes ; après sa mort, si nous
en croyons Sulpice, sa verge était à ce point atrophiée qu'on
ne l'aurait pas aperçue si l'on n'eût su quelle place elle devait
occuper.

salut, *ob regnum cœlorum*. Axillas de Tolède les désigne du même terme, et il écrit, à propos de Saint Ildefonse qui fut célèbre entre tous pour la pureté de ses mœurs : « Dès sa naissance il fut châtré, non par la main de l'homme, mais par le glaive de Dieu. Ce ne fut pas à l'aide de moyens chirurgicaux qu'il trancha en lui les désirs à leur racine, mais par un don du ciel qui lui assura une place parmi les Saints. »

Malheureusement, la même ardeur qui avait enflammé naguère les zélateurs de la grande Déesse devait s'imposer à son tour à certains esprits chrétiens. Entraînés par une foi aveugle, par une de ces brusques poussées de fanatisme comme en provoquent à leur origine les dogmes nouveaux, quelques-uns des disciples de la religion naissante crurent devoir prendre à la lettre certains passages des livres sacrés, qui ne contenaient qu'une exhortation à la continence [1], et ils se mutilèrent pour conquérir le royaume céleste.

1. « Si ta main ou ton pied est une occasion de chute, coupe-le et jette-le loin de toi ; car il vaut mieux que tu entres boiteux dans la vie ou manchot, que d'avoir deux pieds ou deux mains, et d'être jeté au feu éternel. » (S. Mathieu, XVIII.8.)

« Il y en a qui sont eunuques dès le ventre de leur mère, il y en a qui ont été faits eunuques par les hommes et il y en a qui se sont faits eunuques eux-mêmes pour le royaume des cieux. Que celui qui peut entendre, entende. » (S. Mathieu, XIX. 12.)

« Et l'eunuque ne doit pas dire : Voilà que je suis un arbre sec, car le Seigneur a dit à l'eunuque : ceux qui observent mon sabbat et font ce qui m'est agréable, et gardent fidèlement mon alliance, je leur donnerai une place dans ma maison et entre mes murs, et un nom meilleur ; ils seront mes fils et mes filles ; je leur donnerai un nom éternel qui ne passera point. » (Isaïe, XVI. 3. 4.)

Folle entreprise, en tout cas, car la castration ne supprime pas fatalement le désir, ainsi que le faisait remarquer saint Basile, qui cite des exemples d'eunuques incontinents, pervertis, voire adultères.

Mais il semble que rien, dans certains cas, ne soit capable d'arrêter la main de l'homme lorsqu'une sorte de délire mystique s'est emparé de lui. Maintes fois les papes durent confirmer l'excommunication lancée contre des prêtres ou des moines qui s'étaient ainsi mutilés, sur la foi d'une fausse interprétation des paroles de l'Évangile [1].

Le plus célèbre d'entre ces schismatiques fut Origène (fig. 4). Lorsqu'en 202 après Jésus-Christ, sous le règne de Sévère, la persécution s'éleva en Égypte, Origène, encore enfant, voulut, dans son enthousiasme, courir au martyre ; sa mère dut employer la ruse pour le retenir auprès d'elle et empêcher qu'il s'allât livrer aux mains du bourreau. Cependant le père du néophyte, Léonide, fut pris, condamné à périr, et ses biens furent confisqués.

Dénué de tout, Origène fut recueilli par une main charitable, et c'est ainsi qu'il put étudier la théologie et acquérir une brillante culture philosophique. Mais ce qu'il redoutait par-dessus tout, dans sa foi ardente, c'était de donner prise aux défaillances de la chair, et il songea dès lors à s'appliquer, dans toute leur rigueur, les textes sacrés.

Bientôt, excédé par les luttes épuisantes qu'il avait à soutenir contre l'éveil de sa jeune virilité, son cou-

---

1. La littérature médicale renferme un grand nombre d'auto-mutilations sexuelles accomplies par des prêtres en vue de refréner des désirs trop impérieux. Cf. *Castration criminelle et maniaque*, p. 91.

rage l'abandonna, et il n'hésita pas à se mutiler, peut-être à l'aide d'un instrument tranchant [1], peut-être au moyen de drogues spéciales [2]. Il avait alors dix-huit ans.

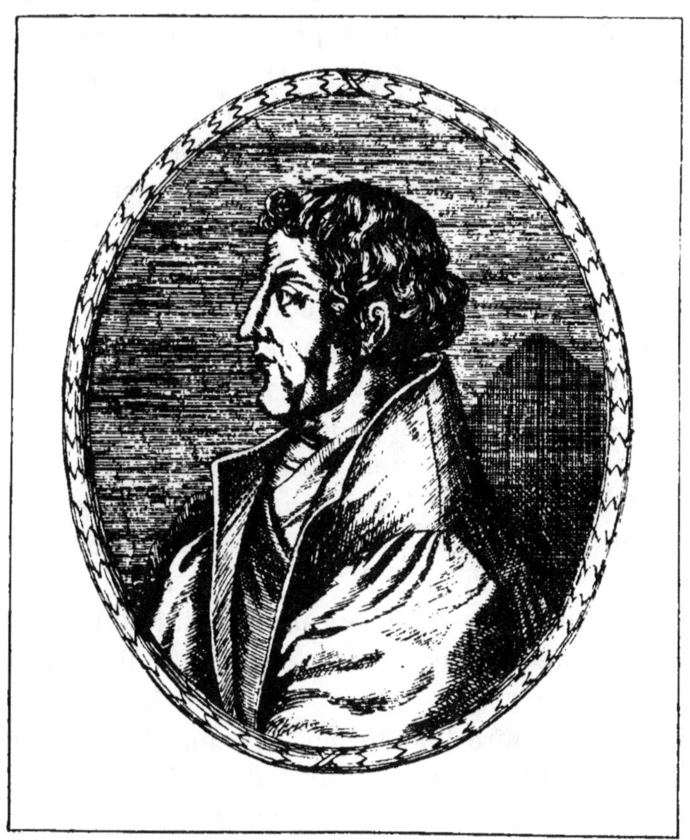

Fig. 4. — Origène (Cabinet des Estampes).

Cet acte de désespoir allait être pour lui la source d'amers regrets : le patriarche d'Alexandrie lui refusa la prêtrise, et Origène dut se réfugier en Palestine

1. Saint Jérôme, lettre XLI, *ad Pammachum*.
2. Saint Épiphane.

où, avec l'assistance du sous-patriarche de Jérusalem, il fonda une école de catéchumènes, qui ne tarda pas à devenir célèbre. Mais les ressources de sa féconde imagination devaient l'entraîner, peu après, sur les pentes de l'hérésie, et lui faire nier les châtiments divins. Aussi, saint Épiphane lui refusa-t-il la palme du martyre, bien qu'il eût subi la torture pendant la septième persécution : « Il toucha la couronne de la main, sans se la pouvoir mettre sur la tête... »

On sait à quel point la folie mystique est contagieuse; l'exemple d'Origène fut donc le point de départ d'une série de mutilations identiques.

Au IIIe siècle, un Arabe, du nom de Valésius, soutint que, loin d'être un obstacle au sacerdoce, la castration en était au contraire la condition indispensable. Il rattacha à ses idées un certain nombre d'adeptes qui prirent le nom de Valésiens. Ces fanatiques, défiant l'autorité du patriarche d'Alexandrie, se mirent en devoir de pratiquer l'émasculation non seulement sur les adeptes de leur secte, mais encore sur leurs amis, leurs hôtes, en un mot sur tous ceux qui tombaient entre leurs mains, afin de leur assurer le bonheur éternel.

Anéantir le genre humain en ce monde, sous le fallacieux prétexte de le sauver dans l'autre, telle fut cette étrange doctrine, qui trouva malgré tout d'assez nombreux partisans. Un groupe important de ces hérésiarques avait élu résidence à Bachats, au-delà du Jourdain.

De tels abus provoquèrent, de la part de l'Église, une répression énergique. Au concile de Nicée, en 325, le débat sur cette grave question aboutit à la promulgation du canon suivant, confirmé lors du second concile d'Arles : « Si quelqu'un a été fait eunuque par les médecins dans une maladie, ou par les Barbares, qu'il demeure dans le clergé ; mais celui qui s'est mutilé lui-même, se trouvant en état de santé, doit être interdit, s'il fait partie du clergé ; et à l'avenir on ne doit en promouvoir aucun. Et comme il est évident que ceci est dit seulement contre ceux qui, de dessein prémédité, osent se mutiler eux-mêmes, le canon reçoit dans le clergé, si d'ailleurs ils en sont dignes, ceux qui ont été faits eunuques par les Barbares ou par leurs maîtres. »

L'acceptation de ce paragraphe suscita d'ailleurs des controverses passionnées, en particulier dans le but de savoir si cette admission, au cas de maladie ayant nécessité la mutilation, ne devait pas être strictement réservée aux maladies des organes génitaux, et s'il n'y avait pas lieu d'en exclure, par exemple, le cas de castration pratiquée sur un lépreux, pour enrayer son mal. La question fut tranchée dans le sens de la négative.

Un peu plus tard, en 395, une bulle du pape Léon Ier interdit formellement la castration sous toutes ses formes, même effectuée volontairement dans l'intention d'éviter le péché : Léonce d'Antioche, qui s'était mutilé afin de vaincre la passion qu'il éprouvait pour une femme habitant sous son toit, fut de ce fait déposé de la prêtrise.

En définitive, l'Église rejette de son sein le principe même de l'eunuchisme, et cette règle générale ne comporta jamais d'exceptions, sauf peut-être à l'époque où l'engouement pour les ennuques chanteurs, les *castrati*, atteignit son apogée [1].

1. V. p. 192, note 2. — Les canons des conciles exclurent

Le mariage et l'ordination sont en effet les deux sacrements que l'Église refuse aux eunuques. Voltaire ne laissait pas de trouver cette exclusion paradoxale : « Bannir les eunuques du service des autels, écrivait-il [1], paraît contraire à l'esprit de pureté et de chasteté que ce service exige. Il semble surtout que des eunuques qui confesseraient de beaux garçons et de belles filles seraient moins exposés aux tentations ; mais d'autres raisons de convenance et de bienséance ont déterminé ceux qui ont fait les lois. »

Ces raisons de convenance ont-elles fait aussi, comme Jean Boucher le relate dans les *Annales d'Aquitaine*, que le jour de l'intronisation d'un nouveau pape, les cardinaux chargés d'élire le successeur de saint Pierre aient dû constater, *de visu et tacto*, « s'il avoit génitoires [2] » ?

La légende rapporte, en effet [3], qu'à cette occasion le pape, assis sur un siège de marbre, devait se soumettre à l'examen des cardinaux qui passaient devant lui à tour de rôle et lui touchaient les parties viriles en prononçant la formule : *Testiculos habet et bene pendentes*. Cependant que tous les membres du Sacré-Collège entonnaient un cantique dont le refrain célébrait la virilité de l'élu : *Habet ova noster papa !*

unanimement de l'Église le castrat volontaire, par la *déposition* s'il était clerc, ou par l'*excommunication* s'il s'agissait d'un simple fidèle. Même sanction contre le chrétien qui mutilait ou faisait mutiler autrui.

1. Voltaire. *Dict. phil.*

2. Pour avoir dévoilé cette cérémonie, Béranger de Carpi fut, dit-on, accusé d'avoir disséqué des hommes vivants, et exilé.

3. Le Père Mabillon. *Diarium Italicum.*

Toujours d'après la légende, la cérémonie avait lieu dans l'église Saint-Jean de Latran, où le nouveau pape se rendait en grand appareil aussitôt après son couronnement. Les chanoines s'avançaient

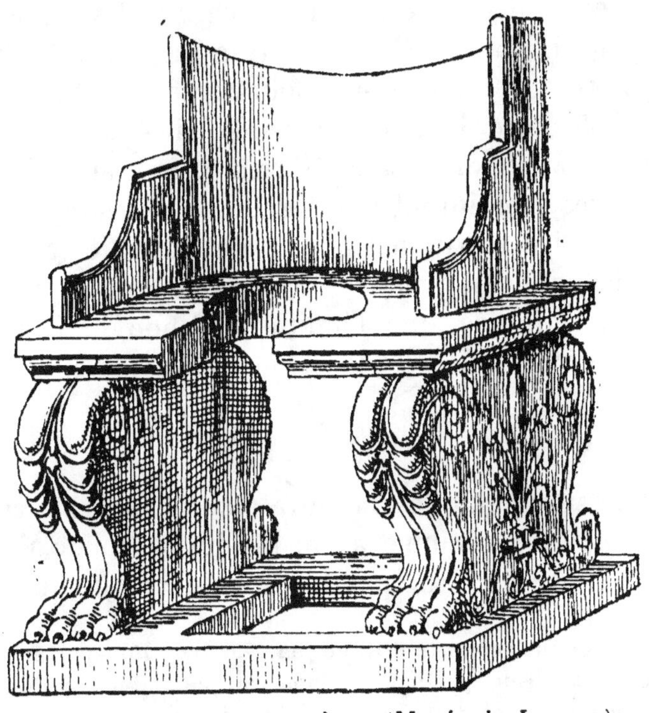

FIG. 5. — Siège de porphyre (Musée du Louvre)

à sa rencontre pour le transporter sur leurs épaules jusqu'au fameux siège de marbre rouge [1]. Au moins était-on sûr d'éviter ainsi l'élection d'une

1. Ce siège serait aujourd'hui au Louvre. Certains guides, mieux documentés que leurs collègues, ne manquent pas de le signaler à la curiosité des visiteurs. Tout en agrémentant la légende de détails de leur crû, ils montrent un siège de porphyre qui passa jadis de Saint-Jean de Latran au musée du

autre papesse Jeanne, et au temps de Rabelais nul n'ignorait le dicton :

Testiculos qui non habet
Papa esse non potest.

A l'exemple de l'Église romaine, l'Église grecque n'exclut jamais de l'autel ceux à qui on avait fait l'opération d'Origène sans leur consentement. Dans le Bas-Empire de Constantinople, Nicétas, Photius, Ignace, Méthodius, saint Germain, qui étaient des eunuques, parvinrent à la dignité de patriarche, sans qu'on doive incriminer pour cela la mollesse et le relâchement des mœurs asiatiques. Il faut citer également Dorothée, que l'amitié profonde de l'empereurs Aurélien fit évêque d'Antioche.

*

Mais si le catholicisme lutta victorieusement contre la néfaste coutume, avant lui déjà la loi de Moïse avait chassé les eunuques du temple [1] : « L'eunuque

Vatican, et fut rapporté d'Italie en 1797 par Bonaparte. A la rigueur sa forme particulière pourrait contribuer à donner quelque apparence de vérité à la légende, si cette disposition de siège évidé ne se retrouvait fréquemment dans l'antiquité, le moyen-âge, et jusqu'au seuil de la Renaissance, dans les thermes notamment, et dans les stalles du chœur de la plupart de nos vieilles églises (fig. 5).

1. Cet ostracisme se retrouve de nos jours en Chine où les eunuques sont exclus de certaines pratiques religieuses. Ils sont pourtant admis dans les temples, mais ils ne peuvent monter sur l'estrade, taï-chié, où le prêtre reçoit les confessions de ceux qui ont jeûné. Même interdiction est faite à ceux qui sont privés d'un œil, aux mutilés, aux femmes en cours de règles. (Matignon.)

par compression ou par amputation des testicules n'entrera pas dans le Lieu saint. » *Non intrabit ennuchus, attritis vel amputatis testiculis, ecclesiam domini* [1].

Le *Lévitique* (§ 21) considérait tout être mutilé comme un véritable objet de répulsion, et il était formellement interdit d'offrir en sacrifice des animaux châtrés.

Cette profonde aversion des Juifs à l'égard des eunuques, datait sans doute de l'époque difficile où ils avaient fait pour la première fois connaissance avec eux. Suivant des récits hébreux datant de 800 avant Jésus-Christ, ce fut en effet le chef des castrats (rab-saris) qui fut envoyé par le roi d'Assyrie, en compagnie de deux hauts personnages de sa cour, pour demander la reddition du roi Hezekiah.

Du reste, il ne se trouvait point d'eunuques parmi les Hébreux : ceux qui servirent en cette qualité auprès de leurs rois étaient des étrangers. Et lorsqu'il fut question pour la première fois, parmi les anciens d'Israël, de proclamer un souverain, Samuel, jaloux de conserver son autorité, ne manqua pas de leur représenter les charges nouvelles, les lourds tributs qu'entraîneraient pour eux les exigences sans nombre des eunuques que le nouveau roi attacherait à sa personne : « Il prendra pour la leur don-

----

1. *Deutéron.*, XXIII. On trouve à la même source la relation de deux castrations totales, et le *Talmud* mentionne également un cas de castration avec mutilation du pénis.

Nombre de passages de l'Écriture font, d'autre part, mention des eunuques : *Livre des Rois*, XXII, §§ 4, 8, 9, 20 ; *Genèse*, XXXVII, XXXIX, XL ; *Ecclésiaste*, XX, XXX ; Daniel, I ; Isaïe, XLVI.

ner la dîme de vos blés et de vos vignes. » (*Livre des Rois*, I.)

Dans la terre de Chanaan, les eunuques étaient désignés du nom de *Saris*, qui signifie mutilés. Mais bientôt ce terme perdit sa signification première pour désigner des serviteurs attachés à divers emplois, et aussi des officiers du palais, sans qu'ils eussent pour cela subi l'émasculation.

Le terme d'eunuque est ainsi employé dans le sens de serviteur en plusieurs endroits de l'*Ancien Testament*.

Malgré leur répugnance pour la castration, les Juifs n'étaient pourtant pas eux-mêmes indemnes de toute mutilation génitale. La circoncision était et est encore le signe distinctif de leur race : c'est pourquoi, à l'image des autres mutilations rituelles, on doit la considérer expressément comme une offrande à la divinité, comme « la marque ineffaçable du contrat entre l'homme et Dieu », et non comme une application de principes hygiéniques ou un moyen prophylactique à l'égard des maladies vénériennes.

L'usage de cette sorte de mutilation ne se perd-il pas d'ailleurs dans la nuit des temps, et la pierre à circoncision ne date-t-elle pas d'un âge où le fer n'existait pas encore ? Les Égyptiens pratiquaient la circoncision vingt siècles avant la naissance du Christ. Welcker [1] eut l'occasion d'examiner une momie datant de cette époque et dont le phallus était circoncis [2].

1. Cité par Mantegazza.

2. « Il y a grande apparence que les Égyptiens qui révéraient l'instrument de la génération, et qui en portaient l'image

La circoncision n'est donc en réalité que le diminutif d'une mutilation génitale plus complète. Mais elle constitue toujours le témoignage de la soumission à l'Être divin, sans porter atteinte à la perpétuité de l'espèce. C'est un symbole extérieur de communauté d'origine, un signe distinctif de la race et d'une identique discipline religieuse, représentant la phase intermédiaire entre les sanglantes pratiques païennes et l'eunuchisme spirituel des prêtres chrétiens [1].

Ainsi, contrairement à l'opinon émise par Hérodote et depuis lors par nombre d'écrivains anciens et modernes, il semble hors de doute que la circoncision, dans son principe, n'a que de lointains rapports avec l'hygiène [2]. Nulle raison du reste pour que les autres

en pompe dans leurs processions, imaginèrent d'offrir à Isis et Osiris, par qui tout s'engendrait sur la terre, une partie légère du membre par qui ces dieux avaient voulu que le genre humain se perpétuât. » (Volt. *Dict. philosoph.*)

1. Après la dispersion du peuple juif, les lois romaines qui avaient offert une si large hospitalité aux rites idolâtres et à leurs cérémonies sanguinaires, se montrèrent d'une excessive sévérité pour les circoncis. A Rome, quiconque s'était fait circoncire ou avait fait circoncire ses esclaves, *judaïco ritu*, était déporté pour le restant de ses jours. Quant à l'opérateur, il était frappé de la peine capitale.

On voit d'autre part dans les *Sentences* de Paul (v. 22,3) que les Juifs qui circoncisaient les esclaves d'une autre nation étaient déportés ou punis de mort.

2. Cette règle ne subit d'exceptions que par la suite. Néanmoins, on doit reconnaître que les préceptes religieux sont d'accord sur ce point avec les lois prophylactiques les moins discutées. La circoncision a en effet l'avantage de faire acquérir à la muqueuse du gland une certaine résistance qui la rend moins apte à l'absorption du virus syphilitique : M. Hutchinson a remarqué dans un hôpital de Londres, situé au mi-

peuples de l'antiquité, les Romains, par exemple, qui connaissaient également la circoncision par les Égyptiens, se fussent montrés moins soucieux que les Juifs de propreté corporelle.

Enfin, se mutiler le corps par crainte de ne pas le tenir suffisamment net, c'est là, comme on l'a dit, un fanatisme de propreté que ne justifient pas plus les mœurs antiques que celles de nombreuses peuplades noires où se pratique encore la circoncision.

Chez les Cafres, les Mandingues, les Abyssins, cette coutume se retrouve en effet avec son caractère purement religieux. Il en est de même en Australie où elle est considérée, en Polynésie du moins, comme une véritable consécration à la divinité de l'organe fécondant. De même aux Philippines où l'opération est faite par les *panditas* ou prêtres ; au Mexique, dans le Yucatan ; chez les derniers Peaux-Rouges, campés sur les rives de l'Orénoque ; enfin parmi les sectateurs de l'Islam qui représentent, à eux seuls, 180 millions de circoncis sur les 200 millions répandus actuellement à la surface du globe [1].

On doit donc considérer la circoncision comme l'une des formes multiples de la mutilation sexuelle d'origine purement religieuse ; mutilation qui se retrouve chez différents peuples, à des époques très éloignées les unes des autres, car le même sacrifice

lieu d'un quartier habité par beaucoup de juifs, que chez eux la syphilis était plus rare que chez les autres habitants du même quartier. Donc l'opération restreint la propagation des maladies vénériennes De plus elle constitue un moyen préventif et même curatif de l'onanisme.

1. Cf. *Dict. Dechambre*, Art. Circoncision, (Bibliogr.). Bergman, *loc. cit.* Thiénot. De la circoncision chez les anciens et chez les modernes. (*Rev. de polytechn. médic.*, 1900, XIII, 57.)

fut de tous les temps, et l'offrande liturgique ne cessa jamais de s'en prendre à l'organe générateur.

*
* *

« En mesme province, écrit Montaigne, les uns se l'escorchoient pour en offrir et consacrer un lopin ; les autres offroient et consacroient leur semence. En une autre, les jeunes hommes se le perçoient publiquement, et ouvroient en divers lieux entre cuir et chair, et traversoient par ces ouvertures des brochettes, les plus grandes et grosses qu'ils pouvoient souffrir : et de ces brochettes faisoient après du feu, pour offrande à leurs dieux ; estimez peu vigoureux et peu chastes, s'ils venoient à s'estonner par la force de cette cruelle douleur. »

Une autre mutilation rituelle est l'infibulation, qui se pratique encore, à l'aide d'anneaux métalliques, chez les prêtres de certaines contrées de l'Afrique, comme cela avait lieu autrefois pour les gladiateurs [1].

En Océanie, les Maoris se lient également le prépuce à l'aide d'un fil d'archal passé au travers de l'extrémité libre.

Les indigènes de la presqu'île de Port-Lincoln, en Australie, qui sont peut-être le peuple le plus misérable de la terre, se soumettent à une mutilation de nature spéciale et qu'on ne rencontre nulle part ailleurs. L'opération — mika-opération — se fait entre douze et quatorze ans. Elle consiste dans l'ouverture du canal de l'urèthre, à l'aide d'une pointe de silex, depuis le sommet du pénis jusqu'au scro-

---

1. Voir p. 147.

tum ; on met ensuite dans la blessure un morceau d'écorce pour éviter la réunion.

D'après Miklucko-Maclay ces mutilés se marient. Dans l'érection, le pénis devient large et plat, et en raison de l'ouverture de l'urèthre à la base de la verge, le sperme est éjaculé hors du vagin. Lorsqu'ils veulent uriner, ils s'accroupissent en relevant un peu la verge. Cet hypospadias est en usage, non seulement dans l'Australie méridionale, mais encore aux environs de Port-Darwin.

Dans certaines tribus, on se contente d'inciser l'urèthre au niveau de la portion périnéale [1].

Plusieurs explications ont été données de cette curieuse mutilation. On a pensé tout d'abord qu'en raison de la pauvreté du sol, l'existence n'était possible dans ces pays que pour un nombre restreint d'individus. La doctrine de Malthus devenant dans ces conditions une loi inéluctable, les Australiens auraient trouvé ce moyen ingénieux de s'y conformer.

Micklucko-Maclay prétend au contraire que l'opération était effectuée seulement sur les hommes faibles, et qu'elle constituait un procédé de sélection, d'amélioration de la race.

En réalité, quelque bizarre que cela puisse paraître, il semble que ces indigènes n'établissent aucune espèce de rapprochement entre l'acte sexuel et la procréation ; ce sont là, pour eux, deux choses absolument distinctes. Le but de ces mutilations n'est donc pas, comme on l'a cru, de restreindre la fécondité. Les travaux récents de Baldwin Spencer et

---

1. D. Charnay. Mutilation du pénis chez les Australiens, in *Bull. Soc. Anthrop.* Paris, 1890, 4 s, I. 856.

de F.-J. Gillen [1], et surtout ceux de Walter E. Roth [2] ne permettent plus aucun doute sur ce point : ce sont des mutilations rituelles, et rien autre. Au surplus, lorsqu'on interroge les naturels sur l'origine probable de cette étrange coutume et sa raison d'être, ils se bornent à répondre : « Ainsi faisaient nos ancêtres, ainsi nous devons faire. »

Une autre forme singulière de mutilations a été observée au Nouveau-Mexique chez les Indiens Pueblo, par le Dr Hammond [3]. Dans chaque village de cette tribu, on choisit un des hommes les plus virils, qui prend le nom de *mujerado*, et on le rend impuissant en pratiquant sur lui plusieurs fois par jour l'acte onanistique et en le contraignant à monter presque constamment à cheval [4].

1. B. Spencer and F.-J. Gillen. *The native tribes of central Australia*, Londres, 1899.

2. W.-E. Roth. *Ethnological studies amongst the N. W. central Queensland Aborigines*. Brisbane, 1896. *Superstition, Magic and Medicine*. Brisbane, 1903.

3. Hammond *Impuiss. sexuelle*, Paris, 1890.

4. « Ainsi escrit Hippocrate, *lib. de Aëre, aqua et locis*, de quelques peuples en Scythie, lesquels de son temps plus estoient impotents que eunuches à l'esbatement vénérien, parce que continuellement ils estoient à cheval. » (Rabelais, *Pantagr.*, l. III, ch. XXI). Cette impuissance consécutive à l'abus de l'équitation a été bien souvent signalée. Chatomski, puis Reinegg ont confirmé l'exactitude de la remarque d'Hippocrate. Selon eux, beaucoup de ces Tartares du Caucase, qui passent leur vie à cheval, deviendraient complètement impuissants et prendraient tous les caractères extérieurs de l'eunuque : « Les hommes sont gros et bouffis.... les yeux enfoncés, la barbe clairsemée... Ils deviennent incapables d'accomplir l'acte générateur, et leurs sentiments comme leurs actes cessent d'être ceux du sexe auquel ils appartiennent. » Nysten a noté également

L'état d'éréthisme perpétuel auquel se trouvent soumis de la sorte les organes génitaux finit par provoquer des troubles dans leur nutrition : peu à peu l'éjaculation devient difficile, l'orgasme lui-même ne peut plus être provoqué, les érections pas davantage. Enfin, les testicules et le pénis s'atrophient dans des proportions considérables. Le muje-rado devient dès lors une sorte d'eunuque et « un personnage essentiel dans les saturnales ou orgies auxquelles ces Indiens, comme les anciens Grecs et d'autres encore, s'adonnent. Il est le principal agent dans les cérémonies pédérastiques qui jouent un rôle si important dans ces réunions... »

On sait que de nombreux monuments phalliques ont été découverts au Mexique. Or, l'un d'eux était garni de reliefs à propos desquels M. Claine [1] a fourni de curieuses indications : « Ces reliefs m'ont d'autant plus frappé, dit-il, que durant mon voyage d'exploration chez les Bataks-Karos indépendants de l'île de Sumatra, en 1890-1891, j'eus l'occasion d'observer sur les indigènes de semblables soulèvements de la peau, occasionnés par de petits os polis et taillés de la grosseur d'une allumette, et d'une longueur d'un demi-centimètre environ, qui y avaient été introduits à demeure fixe, par suite d'une mutilation spéciale, dans le but de produire en certains moments des aspérités très prisées du beau sexe [2]. »

---

la perte des désirs sexuels engendrée par l'équitation poussée à l'excès, et l'inaptitude à l'érection chez des hommes qui, à d'autres points de vue, sont sains et vigoureux.

1. *Bull. Soc. Anthrop.*, 6 avril 1893

2. Il faut rapprocher de cette coutume celle du *kalang*, en honneur dans quelques peuplades sauvages, chez les Dayaks,

Plusieurs peuplades sauvages se sont transmis, de génération en génération, la coutume de la castration unilatérale. Chez les Bedjas, tous les hommes, sans exception, sont privés du testicule droit. Dans le pays de Kafa, les Sidama écrasent entre deux pierres le testicule sacrifié. Leurs voisins, les Zindjers, se privent également d'un testicule, à l'exclusion des membres de la famille royale.

Ces différentes sortes de mutilations s'effectuent au moment de la puberté, à titre de cérémonies d'initiation ; mais très souvent aussi elles relèvent, accessoirement, de quelque superstition ridicule. Les Cafres, les Hottentots, qui s'amputent le testicule gauche, pensent éviter ainsi les grossesses gémellaires [1], et les Sidama estiment que c'est là un moyen assuré d'accroître la vigueur et le courage de leur race.

Toutefois l'idée religieuse demeure le principe dominant de ces diverses mutilations sexuelles.

*
* *

les Modangs, les Longwais. Le *kalang* est un petit instrument de cuivre ou d'argent long de 5 à 7 centimètres et d'une grosseur moyenne de 3 à 5 millimètres. Les indigènes en introduisent jusqu'à deux ou trois horizontalement à travers le gland et la verge, et ils en agrémentent les extrémités de perles de corail ou de métal, voire même de touffes de plume. Les femmes montrent une véritable passion pour ces bizarres ornements qui, disent-elles, avivent beaucoup le plaisir pour elles : « C'est pour le coït ce que le sel est pour la viande. » Aussi est-il aussi indispensable au jeune homme qui veut se marier d'en être pourvu que d'avoir coupé un certain nombre de têtes.

(Zaborowskï).

1. Le Hollandais Trutter qui voyageait en 1801 chez les Boschimans et chez les Hottentos-Koranas raconte qu'il vit parmi eux de nombreux monorchides, sans qu'il lui fût possible de donner la raison de cette difformité

Des manifestations d'une semblable crédulité se comprennent, à la rigueur, chez ces peuples enfants ; mais ce qui paraîtra à peine croyable, c'est qu'elles firent leur apparition en Europe, en plein dix-huitième siècle. Elles continuent, au début du vingtième, à étendre leurs ravages sur la Roumanie et sur la plus grande partie de la Russie méridionale, parmi les membres d'une secte fanatique, celle des Skoptzy.

Comment s'expliquer la survivance d'une hérésie aussi monstrueuse jusqu'à nos jours, et sa possibilité même dans des pays dits civilisés ?

Sans doute faut-il incriminer par-dessus tout la misère et l'ignorance où croupit depuis des siècles le paysan russe. Il y a cinquante ans à peine, la situation du *moujik*, assujetti au servage, soumis aux peines corporelles avilissantes, était de tous points la même qu'en France, celle du légendaire Jacques Bonhomme avant la Révolution : courbé sous le poids chaque jour plus considérable des gabelles et des redevances, son labeur acharné ne le mettait pas toujours à l'abri de la misère et de la faim.

Aujourd'hui le paysan russe ne peut davantage suffire aux charges dont on l'accable, et le beau geste d'Alexandre II abolissant le servage aboutit en définitive à un esclavage plus funeste encore. La misère continue de sévir dans les campagnes, profonde, implacable ; elle se reflète dans l'aspect indigent des *izbas* dont les habitants finissent trop souvent par demander à l'alcool l'oubli de leurs souffrances. Résultat : dans certaines provinces, c'est par centaines qu'on expédie les criminels alcooliques vers la Sibérie.

Rien n'a été tenté jusqu'à présent pour relever ce

lamentable niveau intellectuel : l'empire russe reste par excellence la terre de l'obscurantisme. Quatre-vingt-dix-neuf pour cent des paysans ne sauraient déchiffrer une lettre. Un individu sur cent environ y sait lire, écrire, et possède quelques notions générales. « Qu'on se figure la France avec tout juste quatre cent mille personnes sachant qu'il existe une Allemagne et ayant entendu le nom de Napoléon, et l'on aura le bilan intellectuel de la Russie [1]. »

Les superstitions et le fanatisme n'ont pas de base plus solide que l'ignorance ; aussi l'âme russe allait-elle s'ouvrir spontanément à tous les schismes.

Dans ce merveilleux terrain de culture, les souffrances matérielles et morales devaient favoriser l'éclosion d'espoirs, sans cesse trahis, dans un avenir plus équitable ; la misère allait faire du paysan la proie des ambitieux ou des illuminés qui sauraient exploiter sa confiance et lui faire entrevoir la fin de ses maux [2].

Ce déplorable état social peut expliquer la multiplicité des sectes répandues dans l'empire des tsars, et dont les origines sont parfois assez obscures à démêler. « Les racines en semblent plonger au-delà des limites du sol national, les unes en Orient, les autres en Occident, tenant à la fois à l'Europe et à l'Asie et se reliant aux vieilles croyances perdues des premiers siècles de notre ère, et aux vagues efforts, aux aveu-

---

1. Alex. Ular. *La révolution russe.*

2. « Quand les *étrangers* sont venus, disait pour sa défense un paysan arrêté en qualité de sectaire, ils nous ont parlé un langage ami, nous considérant comme des frères. C'est la première fois qu'on nous parlait avec douceur, avec bonté. Comment aurions-nous pu ne pas nous laisser séduire ? »

gles tâtonnements de la conscience moderne [1]. »

Pour ces différentes sectes, l'ère des révélations n'est pas close, et de nouvelles incarnations de la divinité se produiraient encore. C'est ainsi que le Christ reparaît de temps à autre dans telle bourgade perdue au milieu des steppes : un imposteur entraîne à sa suite les naïfs paysans, se prétend le fils de Dieu et crée autour de lui une nouvelle Béthléem.

Depuis deux siècles le nombre des sectes russes s'est multiplié et l'on cite parmi les plus importantes celles des *Khlysty*, des *Skakouny* et des *Skoptzy*. Chez les adeptes de ces religions nouvelles, les sens jouent un rôle considérable, et c'est là un trait commun à toutes les manifestations primitives d'ordre religieux. Comme dans les cultes antiques, c'est aux mouvements corporels que sera demandée l'excitation mentale nécessaire : ils sont l'auxiliaire indispensable, le procédé mystique qui doit préparer l'imagination à l'extase, en donnant une forme vivante et concrète aux conceptions sacrées [2].

Il n'en va pas autrement chez les derviches tourneurs et chez les shakers d'Amérique. Ici et là, la danse rituelle consiste le plus souvent en une sorte de tournoiement vertigineux, exécuté dans le sens du mouvement solaire, ainsi que cela se pratiquait autrefois chez les prêtres de la déesse phrygienne.

1. A. Leroy-Beaulieu.

2. « Les chants du poète sont plus éloquents que les simples paroles, la musique exprime plus que les poèmes, la danse exprime plus que la musique ; par elle l'essence des dieux est visible et se communique aux êtres mortels, par elle les sentiments des hommes prennent la forme des objets animés. »

(Poème oriental.)

C'est de la même façon qu'éclatent les danses con_
vulsives des Aïssaouas, le *tigretier* en Abyssinie, enfin
les danses des nègres chrétiens de l'Amérique du
Sud, dont P. Bourget a tracé un tableau saisissant [1].
« ... Quand les chants paraissent avoir suffisamment
excité les fidèles, le doyen leur dit : « Vous pouvez
hurler maintenant jusqu'à ce que le toit tombe... »
Les femmes se lèvent. Elles commencent, accompagnées par les cris et les battements de mains des hommes, le plus barbare des exercices, une danse de can-
nibales à laquelle il manque seulement les victimes.
Elles marchent en glissant les deux pieds sur le sol,
sans presque quitter terre, par un mouvement des
reins d'une souplesse incroyable, baissant et détendant
leur tête et s'arc-boutant sur leur croupe. On les
croirait frappées d'une épilepsie, possédées d'un vertige. Elles vont, elles vont ainsi en cercle, mêlées
aux hommes qui finissent par les imiter. C'est une
danse du ventre dont la mesure est marquée par l'in-
définie répétition du refrain biblique ou évangélique.
Les mystères impurs de l'antiquité empruntaient
sans doute aux profondeurs de la Lybie et de l'Éthiopie des rites semblables... Ce christianisme gesticula-
teur, où le nom de Jésus, celui du *Old Paul*, du « Vieux
Paul » et du *Holy Ghost* « du Saint-Esprit » reviennent sans cesse, se résout dans des crises nerveuses.
Un fidèle tombe, — il est *happy* — heureux, comme
ils disent, et il faut l'emporter. J'ai l'impression de
la vie religieuse au point précis où elle baigne dans
la vie animale... »

Toute cette description pourrait s'appliquer éga-

____

1. P. Bourget. *Outre-Mer.*

lement aux *Khlysty* russes. Des danses identiques sont pour eux une divine jouissance en même temps que le prélude de cérémonies rituelles.

Les mouvements de plus en plus rapides d'une ronde infernale les étourdissent bientôt, tandis qu'à cette sensation de vertige se mêle une véritable impression de bien-être. Toutes les parcelles de leur corps deviennent, en quelque manière, impondérables. Et lorsqu'enfin ils s'abattent, épuisés, ruisselants de sueur, leur état est analogue à celui que procurent certains anesthésiques dans la phase qui précède immédiatement le sommeil profond, phase qui s'accompagne fréquemment ici d'hallucinations de la vue et de l'ouïe.

C'est une sorte d'ivresse qui envahit le cerveau. Aussi les *Khlysty* désignent-ils eux-mêmes ces danses du terme de *doukhovnoé pivo*, c'est-à-dire « bière spirituelle ». A ce moment, des lambeaux de phrases entrecoupées de profonds soupirs, des mots incohérents s'échappent de la bouche des sectaires ; c'est le Saint-Esprit, selon eux, qui parle ainsi par leur voix.

Dans la suite, certains rites Khlysty admirent la flagellation au nombre de leurs exercices religieux. Enfin, ils demandèrent l'extase à l'union des sexes et à la satisfaction des plus vulgaires appétits.

C'est ainsi qu'on vit se reproduire, au xviiie siècle, les errements de la période païenne, où le dérèglement et la débauche en commun avaient été employés, comme procédé ascétique, pour dompter le corps en le rassasiant. « Il s'est trouvé nations, dit à ce propos Montaigne [1], où, pour endormir la

---

1. Montaigne. *Essais*.

con cupiscence de ceux qui venoient à la dévotion,
ou tenoit aux temples des garses à jouyr et estoit
acte de cérémonie de s'en servir avant venir à l'office : *Nimirum propter continentiam incontinentia
necessaria est, incendium ignibus extinguitur.* » (Car
l'incontinence est nécessaire à la continence, et l'in-
cendie est éteint par le feu [1].)

Les *Skakouny* ou sauteurs, signalés pour la première fois sous le règne d'Alexandre Ier, donnèrent
également l'exemple de cet impudique mysticisme.

Lancées sur une telle voie, les tendances hérésiarques s'accentuèrent chaque jour davantage. Au symbolisme érotique, aux rites libertins vinrent s'adjoin-
dre bientôt les sacrifices sanglants et les mutilations
qui avaient déjà souillé les cérémonies sacrées chez
les Anciens.

Au dire des Grecs orthodoxes, la cruauté et l'ascétisme auraient ainsi provoqué de tous temps, chez
les sectaires russes, et en particulier dans les tribus
finnoises de l'Empire, des scènes de criminelles orgies. Mgr Philarète [2] parle d'un nouveau-né dont le
sang et le cœur mêlés de miel auraient été pour les
adeptes une sanglante eucharistie. « Dans une autre
communauté de sectaires, une victime volontaire, une

1. Actuellement encore, aux Indes, de nombreuses baya-
dères ou danseuses, au service des temples, s'adonnent à la
prostitution comme à un devoir de sainteté. La plupart d'entre
elles se recrutent dans les castes qui passent pour sacrées ;
ce sont des femmes ou des sœurs de brahmanes. Lorsque leurs
charmes commencent à se flétrir, elles se cloitrent dans des
pagodes où elles continuent à s'adonner à la prostitution, sous
la protection des prêtres. (Cf. L. Montanus, *Die prostitution
in Indien* Freiburg. i. B. 1904.)

2. Istoriia Rousskoï Tserkov.

jeune fille s'offre en sacrifice et son sein virginal va représenter, aux yeux de ces fanatiques, la chair de l'agneau pascal. »

Quelques auteurs ont désigné ces actes d'anthropophagie sous le terme de « communion par la chair et par le sang », les attribuant indifféremment aux *Khlysty* et aux *Skoptzy*. Ce serait là, au dire de Jwanow, de pures calomnies, au moins en ce qui concerne les sectes contemporaines [1].

Il faut tenir compte ici des exagérations dues à l'animosité de leurs adversaires, mais on n'en doit pas moins reconnaître qu'une part de vérité est contenue dans ces récits plus ou moins fantaisistes.

Certaines aberrations du fanatisme ne sauraient être révoquées en doute : jadis, pour laver leurs péchés dans la flamme, les *Philippovtsy* montaient en troupe sur le bûcher; de nos jours, les *Skoptzy* pratiquent sur eux-mêmes l'émasculation, en vue d'affranchir l'esprit de la domination des sens, et de réaliser la communion parfaite entre l'homme et Dieu [2].

1. Sur les pains de communion saisis au cours de perquisitions chez les Skoptzy et soumis à une analyse chimique, jamais il ne fut trouvé de traces de sang humain ; ce sont en général de petits morceaux de pain blanc ou noir, marqués d'une croix, ou de petits ronds semblables à des craquelins. Parfois un agneau, innocente victime, est immolé, selon le rite primitif, mais c'est là le seul sacrifice sanglant qu'on puisse imputer aux sectaires actuels.

2. Quel que soit du reste le prétexte invoqué, il n'en demeure pas moins certain que l'affiliation à de pareilles sectes constitue un indice non douteux de débilité mentale. Blondel dit à ce propos : « Délire religieux et eunuchisme sont en réalité au même titre les manifestations indépendantes d'états psychopathiques dépressifs, principalement mélancoliques... Le mélancolique ne se mutile pas parce qu'il est l'adepte de telle ou

Ils représentent actuellement le type le plus parfait des mutilations sexuelles, d'origine mystique.

La secte eut du reste des précurseurs [1] : en 1717, à Moscou, on arrêtait un nommé Procope Lopkin, et avec lui vingt autres individus, hommes et femmes, qui présentaient tous des mutilations génitales. Quinze ans plus tard, en 1733, le chef de la police mettait en état d'arrestation une confrérie de soixante-dix-huit personnes des deux sexes. La plupart des hommes étaient châtrés ; quelques-uns présentaient des lésions moindres des organes génitaux. Quant aux femmes, certaines avaient subi la résection du clitoris ou des petites lèvres ; d'autres avaient les seins couverts de profondes entailles, et chez quelques-unes le mamelon avait été brûlé. Toutes mutilations qu'on rencontre aujourd'hui encore chez les affiliées.

Ce fut vers 1757 qu'un membre de la secte des flagellants, André Ivanow, voulant sans doute réagir contre le dévergondage mystique des *Khlysty* fonda la secte des *Skoptzy*, ou « châtrés », ou « origénistes ». Il commença par se châtrer lui-même, puis il mutila ses treize disciples, les premiers apôtres de la reli-

telle religion dont la conception morbide a l'automutilation pour conséquence logique, mais il invoque fréquemment, pour justifier la mutilation que lui commande son état psychopathique, les préceptes de la religion que son temps ou son milieu lui fournissent. On ne se châtre pas en un mot parce qu'on est skoptzy ou prêtre de Cybèle, on est prêtre de Cybèle ou skoptzy parce qu'on est candidat à la castration. »

(Ch. Blondel. *Les automutilateurs*, 1906.)

1. A la fin du xi⁰ siècle, Giovani, auquel les chroniques donnèrent le nom de *naurjé* (cadavre) et Jefrem, devinrent successivement métropolites de Kiew. Tous deux étaient castrés à l'imitation d'Origène.

gion nouvelle. Arrêté, il subit le supplice du knout
et fut ensuite déporté en Sibérie où il mourut.

La nouvelle de ce châtiment ne fit qu'enflammer
l'ardeur des prosélytes, et sous l'impulsion de Kon-
drati Sseliwanow, le véritable hérésiarque, le « nouveau Christ descendu parmi les hommes », la secte
prit un essor considérable.

En 1770, l'année de la peste de Moscou, Sseliwanow était à Pétersbourg où il prêchait sa doctrine.
Dans une maison qui appartenait encore, il y a quelques années, à un *Skopets*, le dieu sans sexe présidait
aux danses de ses disciples. Assis sur un trône, il
recevait les hommages des fidèles, tandis que ses pro-
phètes leur enseignaient la bonne parole, car lui-
même était presque complètement illettré.

Afin de mieux déjouer les recherches de la police
qui les pourchassait, les sectaires se conformaient en
apparence aux pratiques de l'église grecque. Pourtant, malgré les soins qu'ils mettaient à se cacher, et le
mal étendant ses ravages de jour en jour, une commission fut chargée, en 1772, de réprimer énergique-
ment cette dangereuse hérésie. Elle se rendit d'abord
à Orole où la secte comptait de nombreux fidèles,
mais tous étaient à Tula où prêchait Sseliwanow.

Le dieu des Skoptzy convertissait à cette époque
Ivanowichi Silova à la religion nouvelle dont il devait
être par la suite un des plus fervents propagateurs.
Il le châtra de ses propres mains et le bénit en prononçant cette formule singulière : « Marche pendant
la nuit vers l'Orient, pour tous il fera nuit, mais pour
toi il fera jour ; jamais la paresse ne t'asservira. Ser-
vons Dieu et n'épargnons pas nos épaules... Quant
aux autres, ils seront consommés par la paresse. J'ai

parcouru tous nos *vaisseaux* [1], j'ai remarqué que tous étaient enchaînés par la paresse, et cela parce que le frère et la sœur sont habitués à vivre ensemble dans le même lieu. Va, je te bénis ! »

Après avoir fait lui-même un nombre considérable d'adeptes, Ivanowichi fut enfin arrêté, mais il castra plusieurs de ses codétenus et sut même gagner la confiance de deux de ses gardiens à qui il fit subir la même opération. Séquestré dans un cachot de la forteresse de Schlissembourg, il y mourait deux ans après, sanctifié par ses disciples qui le nommèrent « le messager de Dieu ».

Quant à Sseliwanow, il trouva un asile dans le gouvernement de Tambow, et il parvint à se soustraire pendant quelque temps à toutes les recherches. Arrêté enfin à Moscou, il fut déporté à Irkoutsk en Sibérie avec plusieurs de ses disciples. Les fatigues cruelles du voyage, les souffrances occasionnées par les lourdes chaînes qui entravaient sa marche, tout cela lui fournit la trame d'un récit dramatique qu'il publia à son retour d'exil.

Chose étrange, Sseliwanow, dans un but politique peut-être autant que dans une pensée religieuse, se donnait comme empereur et fils légitime de l'impératrice Élisabeth Petrowna, en même temps qu'il s'intitulait Christ et Fils de Dieu. Les deux impostures étaient également possibles auprès de ce peuple ignorant et crédule, sur lequel le fils d'un simple centenier de Strelitz avait autrefois régné durant de longues années, en se donnant faussement pour le tsarevitch Dimitri, assassiné par Godonoff.

1. Associations des Skoptzy d'une même contrée.

Sseliwanow se faisait ainsi passer aux yeux de ses fidèles pour Pierre III : par ordre de Dieu, son père, il avait abandonné ses palais pour vivre au milieu d'eux et y semer la bonne parole. Aussi prenait-il volontiers dans les prières qu'il se faisait adresser le titre de Dieu des dieux et de Roi des rois.

Les révélations de cinq *Skoptzy*, arrêtés dans le gouvernement de Caluza et qui confessèrent hautement qu'ils avaient été convertis par Sseliwanow *alias* Pierre III, leur tsar, firent grand bruit. Paul Ier, dit-on, voulut voir l'homme qui se déclarait son père, et il l'aurait fait revenir dans cette intention du fond de la Sibérie. Les hymnes religieux des *Skoptzy* reproduisent fréquemment le récit de cette entrevue [1] au cours de laquelle l'empereur se serait humilié devant son père et son Dieu. Paul Ier ne vit en réalité qu'un illuminé, un malheureux dément dans le divin Sseliwanow et il s'empressa de le faire interner.

La liberté ne lui fut rendue que sous le règne d'Alexandre Ier, par l'entremise d'Alexis Jelinski, gentilhomme polonais, conseiller d'État, qu'il avait converti naguère. De retour au milieu de ses fidèles, « le Sauveur » vécut alors pendant dix-huit ans à Pétersbourg, propageant sa doctrine, et « faisant parfois à ses proséylites l'honneur de leur en appliquer le principal précepte ».

Sa personne était devenue sacrée Il était le protégé de l'amie de l'empereur, la baronne de Krüdener, qui le tenait pour un saint ; et la police se souciait peu d'inquiéter un personnage aussi considérable [2]. Ce fut pour les Skoptzy « l'âge d'or », « l'été chaud

1. I. A. Arsenieff. *Sekta Skoptsof v Rossii*. Berlin, 1874.
1. Cf. Teinturier. *Les Skoptzy*, 1877.

et prospère », « l'époque de la venue du Sauveur ».

Cette longue impunité prit fin lorsque la secte, consciente de l'importance qu'elle avait acquise, voulut se mêler de politique. Un ukase d'Alexandre Ier ordonna alors de traiter les Skoptzy « en ennemis de toutes lois divines et humaines, en destructeurs de toute morale, en ennemis du genre humain ».

Arrêté de nouveau en 1820, Sseliwanow fut enfermé dans le cloître de Spasso-Euphemius, où il s'éteignit à l'âge de cent ans en 1832. Dans les dernières années de sa vie, le faux Pierre III était devenu gâteux. Il laissait pour continuer son œuvre un fils adoptif de cinquante-cinq ans, Petrowitch Sselivanow.

Aujourd'hui, les Skoptzy identifient encore les deux personnages, l'empereur et le sectaire. Selon eux, Sseliwanow ou Pierre III n'est pas mort, ainsi que le prétendent ses ennemis : il vit en Sibérie, d'où il doit revenir un jour à la tête des légions célestes pour établir dans le monde entier l'empire des saints[1].

La base fondamentale de la religion des Skoptzy est la continence. C'est en effet l'union charnelle qui a fait chasser nos premiers parents du paradis terrestre. La chasteté seule pourra donc racheter le péché originel et assurer aux élus le royaume des cieux. Or, la castration ne fournit-elle pas le plus sûr moyen d'observer la continence ?

En outre, les Skoptzy rejettent la plupart des dogmes de l'Église grecque orthodoxe, et en particulier

1. Il circule dans le peuple russe une autre légende comparable à celle-ci, et ayant trait à l'empereur Alexandre Ier. Ce dernier aurait vécu, volontairement exilé en Sibérie jusqu'en 1864, sous le nom de Fédor Kosmitch et les dehors d'un ermite, malgré la proclamation officielle de sa mort, survenue en 1825.

le dogme fondamental du christianisme, celui de la rédemption par le Christ. A leurs yeux, le Christ véritable est Sseliwanow, qui enseigna le principe de la mutilation effective en vue de la rédemption du genre humain.

Une telle secte, semble-t-il, ne saurait avoir de durée, puisque les organes générateurs sont pour les *Skoptzy* un objet d'abomination et qu'ils condamnent comme un péché le rapprochement sexuel : en empêchant l'engendrement, la secte se détruirait donc d'elle-même.

Aussi le principe du mariage n'est-il pas totalement aboli chez les Skoptzy, mais son action est limitée à la naissance du second enfant, après quoi les époux doivent se soumettre à la castration : émasculation totale ou ablation des testicules chez le mari et généralement excision du clitoris pour la femme.

D'après certains rites, c'est seulement après la naissance d'un fils que le père passe à l'état de « pur esprit ». Ce fils est élevé, bien entendu, dans les idées religieuses de la secte, et il grandit, sachant à quel sacrifice il devra se soumettre à son tour. Mais malheur à lui s'il cherche à s'y soustraire par la fuite et surtout s'il a la maladresse de se laisser reprendre ! Il court des histoires lugubres sur ces vengeances de sectaires : l'on raconte que le fils d'un *Skopets*, après s'être enfui à l'étranger où il s'était marié, fut reconnu par son père, à l'occasion d'un court séjour dans sa patrie ; il paya de sa vie cette fatale imprudence.

Au point de vue social, les Skoptzy russes, parmi lesquels on compte des banquiers, des caissiers, des changeurs, forment une association très unie, disposant de capitaux considérables, et dont les centres principaux d'opération sont Moscou, Pétersbourg, Odessa, et aujourd'hui Bucarest où ils ont émigré en grand nombre depuis quelque cinquante ans. « Si j'étais banquier, disait un Russe, je ne voudrais d'autre caissier qu'un *Skopets*. Pour une caisse comme pour un harem, un eunuque est le plus sûr gardien. Dans toute soustraction de fonds, dans toute infidélité de comptable, il y a d'ordinaire une femme ; avec les Skoptzy on peut dormir en paix. »

Cette confiance dans la moralité du Skopets est presque toujours justifiée, et l'eunuque pétersbourgeois qui s'était fait, au dire de Liprandi, le Mécène de plusieurs filles, des Allemandes notamment, qu'on lui adressait de Kœnigsberg, est une exception.

La vie chaste et sobre qu'ils mènent pour la plupart, s'abstenant de jeux et de fêtes, ne s'enivrant jamais, et surtout leur passion des richesses, leur âpreté au gain, expliquent que quelques-uns d'entre eux possèdent une fortune de plusieurs millions de roubles. Le célèbre procès de l'abbesse Mitrophanie en 1874 eut pour origine l'héritage d'un *Skopets* que l'on avait incarcéré et qui mourut en prison avant son jugement. L'intrigante abbesse s'était offerte à procurer la liberté à l'eunuque millionnaire et elle prétendait tenir de lui pour six cent mille roubles de lettres de change, plus de deux millions de francs.

On comprend alors cette opinion de Mantegazza que l'argent constitue l'unique force des Skoptzy. Ils l'emploient du reste à une propagande incessante en faveur de leur secte.

Soutenus par cette croyance que le Christ reviendra parmi eux lorsque le nombre des adeptes atteindra cent quarante-quatre mille, ils se signalent par une ardeur de prosélytisme extraordinaire, et ils ne craignent pas d'employer, pour atteindre leur but, les procédés les plus condamnables.

La simple lecture des textes sacrés et des passages sur lesquels repose le schisme [1] a suffi parfois à décider des âmes simples à la fatale opération. Deux sectaires déclarèrent au cours d'un procès s'être castrés eux-mêmes, après avoir lu ces lignes du *Guide au royaume céleste* : « Chez quelques-uns le mal est si profond et si dangereux qu'il ne peut être guéri que par le fer et par le feu. »

Jwanow [2] rapporte que des enfants de dix à douze ans se mutilèrent également pour obéir à l'Évangile qu'ils avaient entendu lire à l'église. Le fait paraîtrait incroyable si l'on ne connaissait l'habileté criminelle que mettent les Skoptzy à circonvenir leurs victimes.

Bien souvent ces enfants ont été enlevés, en échange d'une redevance mensuelle, à des parents misérables, par un véritable contrat de louage qui les met à l'absolue disposition du maître. Isolé des siens, sollicité par l'exemple constant d'une vie austère, le néophyte ne tarde pas à se lier par des serments et des vœux, et lorsqu'il est bien confirmé dans sa foi, de son propre mouvement, il n'hésite pas à se mutiler.

Les sectaires ne manquent pas du reste de mettre à tout propos en parallèle leur existence, faite de jeûnes et de macérations, avec les mœurs relâchées

---

1. Voir la note, p. 33.

2. *Gerichtlich medicinische Untersuchungen über das skoptzenthum in Russland, von E. Pelikan übersetz von J. Jwanow*, Saint-Pétersbourg, 1876.

des prêtres orthodoxes : « Tel valet, tel maître, disent-ils ; ces gens-là ne sauraient être les ministres du Christ véritable. »

Lorsqu'il s'agit de convertir quelque pauvre diable, on cherche d'abord à lui démontrer la nécessité d'une opération chirurgicale, et s'il paraît faire la sourde oreille, on emploie le moyen héroïque et on lui offre de l'argent. Des mendiants, des prisonniers ont été ainsi mutilés pour des sommes variant entre cinquante et cent cinquante roubles.

Un autre mode de propagande, le plus fréquemment employé peut-être auprès des petits commerçants besogneux et des paysans, consiste en prêts d'argent à gros intérêts. Bientôt les billets s'accumulent et l'emprunteur se trouve réduit par l'usurier à l'une ou l'autre de ces alternatives : la ruine absolue ou l'initiation. Il est rare qu'il hésite. « Va chez Seimenow ou chez Nasarow (deux Skoptzy), disait-on à un paysan qui déplorait sa misère, fais-toi châtrer, et tu auras ensuite de l'argent autant que tu en voudras ! »

A intervalles réguliers, les initiés d'une même région, qui forment une association désignée sous le terme de *korabl* (nef ou vaisseau) se réunissent dans la demeure du plus ancien Skopets, le « cher petit père » le « père nourricier ».

Une pièce spéciale, dissimulée avec soin, y est réservée aux cérémonies du culte et aux prédications édifiantes. Des images, des chromos grossiers décorent seuls les murs nus : les portraits de Skoptzy célèbres, de Silova, de Pierre III, Sseliwanow, le chef ceint d'une auréole, en font à peu près tous les frais. Parfois, quelques images liturgiques : le roi David dansant devant l'arche ; l'agneau de Dieu et les attributs de la Passion ; l'œil qui voit tout entouré d'un triple cercle d'anges. Les nefs les plus importantes possèdent aussi des reliques : ce sont des cheveux de Sseliwanow, des morceaux de ses vêtements, des pièces de monnaie datant de Pierre III.

A la nuit close, moment propice « aux incantations troubles et aux liturgies coupables », la cérémonie commence. Les hommes ont revêtu un large pantalon blanc et une sorte de blouse de même nuance, serrée à la taille par une ceinture ; les femmes, la tête et le cou recouverts d'une sorte de châle blanc, portent aussi une chemise blanche et une robe bleue. Tous sont pieds nus.

Après s'être inclinés profondément devant le « père nourricier », les hommes vont s'asseoir à droite, les femmes à gauche, chacun portant à la main un mouchoir et un cierge.

A ces réunions, qui se prolongent parfois jusqu'au lever du soleil, assistent les châtrés de la secte « les agneaux blancs, les blanches colombes, les purs, les vrais petits enfants de Dieu » ; les sectaires non encore châtrés, « les grisons, les boucs » ; enfin les néophytes ou « nouvelles âmes », ces derniers sous la direction d'un parrain et d'une marraine.

A la suite d'un fanatique prêche biblique, où sont interprétés dans l'esprit de la secte les passages de l'Écriture, les danses commencent, au rythme des hymnes célébrant les vertus du sauveur Sseliwanow.

Les assistants, en file indienne, se suivent en sautant, figurant une croix : c'est la petite nef (*korablik*). Puis ils se placent dos à dos, et continuent à avancer en sautillant de gauche à droite dans le sens du soleil (*petit mur, stenotschka*). Enfin les fidèles se mettent aux quatre coins de la salle, et changent de place en se croisant, à pas précipités: cette dernière figure est dénommée la *petite croix* (krestik).

Un certain nombre de Skoptzy commencent à ce moment à tourner sur eux-mêmes, suivant un rythme de plus en plus rapide (*radenije*). « Quant à l'ardeur qu'ils y mettent, on peut en juger par ce fait qu'après les *radenije* le sol de la salle est luisant comme un parquet fraîchement frotté et que les chemises des danseurs, imprégnées de sueur, mettent plusieurs jours à sécher au soleil d'été. »

Quelquefois, au cours de ces réunions, un néophyte, une *nouvelle âme*, parvenu au paroxysme de l'excitation hystéro-mystique due aux *radenije*, sacrifie sa virilité, comme faisaient autrefois les ministres de Cybèle.

Mais, en général, les mutilations sexuelles n'ont lieu qu'à l'occasion de cérémonies extraordinaires d'initiation (*priwod*). Ces mutilations sont de deux ordres : Mantegazza cite comme premier échelon les cérémonies du *petit sceau, premier blanchissage, première purification* (*vtoraïa tchistota*) qui consistent dans l'abrasion testiculaire seule (fig. 6) et confèrent à l'initié « le droit de monter le cheval tacheté ». Le nouvel adepte ne possède plus dès lors « les clés de l'enfer » — les testicules — mais il lui reste « la clé de l'abîme ».

Le *baptême complet*, le *second sceau* ou *sceau impérial* (*tsarskaïa petchat*), *second blanchissage, seconde purification* répond à l'émasculation totale (fig. 7), il donne droit de monter le cheval blanc de l'Apocalypse.

Les deux opérations constituent les deux degrés de l'initiation, et elles se font dans la plupart des cas,

l'une après l'autre. La gravité s'en trouve ainsi sensi-
blement atténuée. Presque tous les Skoptzy de sceau

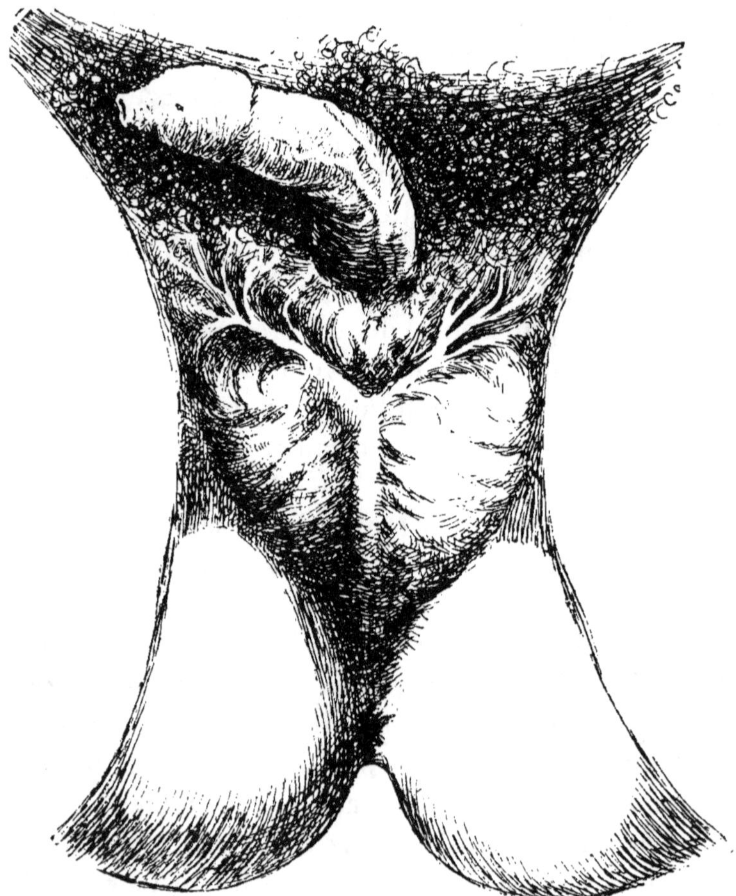

Fig. 6. — Le petit sceau (émasculation incomplète chez un
Skopets.) D'ap. Teinturier.

impérial présentent deux cicatrices séparées par un
lambeau de peau saine, avec souvent un petit tron-
çon de la verge.

L'ablation d'un seul testicule, pratiquée par les

moins fervents, où l'amputation isolée du membre viril sont beaucoup moins fréquentes. Quant à la ligature du pénis à l'aide d'un fil d'archal, destinée à empêcher le coït, elle n'a été observée qu'à titre exceptionnel.

Il est assez rare que le nouvel initié trouve en lui-même le triste courage de se mutiler. Il se rend alors, pour y être opéré par quelque affilié de la secte, dans un endroit écarté, le plus souvent dans une hutte située au milieu des bois. Mais l'opération peut avoir lieu également dans les centres les plus fréquentés.

Les investigations de la police ont même amené la découverte dans certains établissements de bains d'une cabine spécialement réservée à cet usage. Il s'y trouve un appareil en forme de croix sur lequel s'étend le futur Skopets.

Une ligature est placée sur les bourses du patient, après qu'elles ont été trempées pendant quelques instants dans du lait chaud, pour les rendre pendantes. Alors, tandis que les assistants entonnent un hymne en l'honneur de l'esprit divin, l'opérateur saisit d'une main les parties et les abat à l'aide d'un fer rouge, en mémoire du « baptême du feu » des premiers sectaires, ou plus souvent à l'aide d'un couteau spécial ou d'un rasoir. Puis il élève les parties coupées aux yeux de l'assistance et s'écrie : « Voilà le serpent écrasé ! »

D'autres fois, on applique un cataplasme de bouse de vache sur les bourses du néophyte, qui doit alors tourner rapidement sur lui-même, tandis qu'un prêtre l'exhorte en criant sans cesse : « Attrape celui que tu poursuis. » Et cela jusqu'à ce qu'il tombe étourdi, anesthésié par ce genre d'exercice. Le cataplasme est aussitôt enlevé, les bourses sont liées, puis sectionnées à l'aide d'un instrument tranchant au-

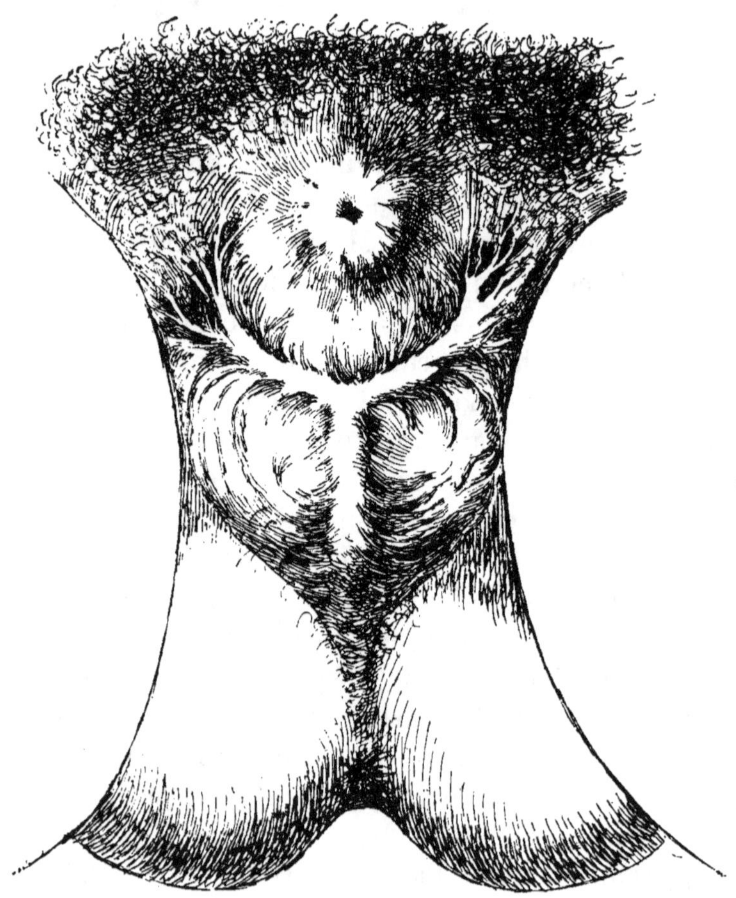

FIG. 7. — Le sceau impérial (éviration complète). D'ap. Teinturier.

dessous de la ligature, et l'on applique sur la plaie un onguent particulier.

Il résulte presque toujours de l'opération une cicatrice scrotale médiane, dans le sens de la longueur, ou dans celui de la largeur, suivant la manière dont les testicules ont été saisis, mais indice à peu près certain de l'affiliation à la secte.

Rarement la mort a été la conséquence de la castration effectuée de cette manière. Il y aurait lieu pourtant de s'en montrer surpris, étant donné la brutalité du manuel opératoire et l'incurie des opérateurs. Le choix de l'instrument leur est en effet indifférent, tantôt c'est un rasoir, ou un couteau de poche, des cisailles, une serpette, un ébauchoir ; tantôt même un morceau de tôle, ou un os de bœuf grossièrement travaillé suffisent aux exigences chirurgicales de ces fanatiques.

Lorsque la mutilation a porté sur la totalité des organes génitaux, ou seulement sur la verge, un clou d'étain ou de plomb, destiné à assurer ultérieurement la perméabilité du canal est introduit dans l'urèthre, comme cela se fait, ainsi que nous le verrons plus loin, pour tous les eunuques complets, Africains ou Orientaux. La plaie est ensuite saupoudrée d'alun ou recouverte d'herbes médicamenteuses ; un bandage en T maintient le tout.

Le bistournage [1] ne semble pas avoir été employé par les Skoptzy. Les accusations portées contre un certain nombre de soi-disant bistournés (*pereweztischi, krutscheniki*), dans les gouvernements d'Orloff et de Tambow, n'ont jamais reçu de contrôle scientifique.

De même l'enquête médico-légale ordonnée en 1865, dans le gouvernement de Tauris, au sujet d'un nommé Konon Jarkin, accusé d'avoir mutilé des enfants en

1. Voir page 143.

leur repoussant violemment les testicules dans la cavité abdominale, ne put établir le bien-fondé de l'accusation.

Il semble mieux démontré, par contre, qu'un chirurgien de Saint-Pétersbourg proposa en 1819 aux Skoptzy la transfixion des cordons, plus aisée à dissimuler que la castration. L'opération consistait à étrangler le scrotum à sa base au moyen d'un lien, et à transpercer les cordons avec une aiguille, en des points déterminés ; manœuvre très douloureuse et qui, paraît-il, entraîna la mort dans un certain nombre de cas. Liprandi cite deux de ces *procolyschis* dont les bourses étaient rétractées, les testicules petits et indolents à la pression.

On a affirmé bien des fois qu'à l'exemple des Valésiens, leurs prédécesseurs, les Skoptzy n'hésitaient pas, lorsque se présentait une occasion favorable, à se saisir de malheureux passants et à les châtrer malgré leur résistance. Le Dr Pelikan, que le gouvernement russe chargea naguère d'une enquête médico-légale sur les Skoptzy, ne conteste pas le fait : mais en ce qui le concerne, il n'observa jamais de meurtrissures ou de traces de lutte dans les cas de castration récente qu'il lui fut donné d'examiner.

Tantôt poursuivie, tantôt tolérée, protégée même au début du règne d'Alexandre Ier, la secte connut des fortunes diverses, mais le nombre de ses adeptes n'en est pas moins considérable. Il est hors de doute que beaucoup échappent aux recherches de la police ; cependant d'après les chiffres officiels de la statistique de Stein [1], on aurait découvert, de 1805 à 1871,

---

1. *Zeitschr. für Ethnol.*, Berlin, 1895.

un nombre total de 5.444 Skoptzy, dont 1.465 femmes et 3.979 hommes, parmi lesquels 588 avaient subi l'émasculation totale.

La majorité se composait de Grecs orthodoxes au nombre de 5.024. On ne comptait en tout que huit catholiques. Le reste était composé de luthériens, de mahométans et de juifs.

Toutes les classes de la société russe fournissent des adeptes au skoptzysme : nobles, employés, prêtres, soldats, bourgeois, ouvriers. Mais le plus grand nombre des sectaires se recrutent, comme nous l'avons vu, parmi les paysans, victimes inconscientes de l'ignorance et du fanatisme religieux.

On compte également parmi eux quelques Turcs et Autrichiens.

Les envahissements progressifs de la secte, son importance chaque jour plus considérable, enfin les plaintes de quelques innocentes victimes provoquèrent à maintes reprises des mesures de rigueur ; mais, grâce aux moyens d'action dont elle dispose, cette répugnante hérésie a pu se propager jusqu'à nos jours.

Dès l'année 1817, pourtant, un ukase d'Alexandre Ier décrétait que tout Skopets arrêté irait servir en Géorgie. Une ville du Caucase, Marani, servit longtemps de garnison à cette troupe de castrats. Quant à ceux qu'une infirmité constatée rendait impropres au service militaire, ils étaient déportés dans le gouvernement d'Irkoutsk, où la plupart allaient périr dans les mines.

Un autre ukase, daté de 1819, exemptait de ces peines les Skoptzy châtrés avant 1817.

Mais ces moyens ne suffirent pas à endiguer le flot

sans cesse croissant des sectaires. On tenta alors de
tuer la secte par le ridicule, et chaque fois qu'un
Skopets était pris, on le promenait à travers les
villages, vêtu d'habits de femme et coiffé d'un
bonnet de fou. Ces exhibitions infamantes, contrairement aux prévisions, attirèrent toutes les sympa-
thies à ceux qui en étaient l'objet; bien plus, elles
parurent coïncider avec une augmentation du nombre des adeptes.

Quelques années plus tard, en 1857, Alexandre II
édicta une loi exonérant de toute responsabilité le
Skopets qui faisait connaître celui qui l'avait opéré.
Mais les plus actifs meneurs en profitèrent pour mettre en avant de pauvres diables qui se laissaient
dénoncer afin de gagner la couronne du martyre.

Aujourd'hui, l'on ne déporte plus guère les Skoptzy
vers les steppes glacées de la Sibérie, mais la loi
n'en continue pas moins à se montrer rigoureuse
pour les adorateurs du faux Pierre III. Tout Skopets
est tenu d'avoir cette qualité indiquée sur son passe-
port, et quiconque le loge ou l'emploie est obligé
d'en faire la déclaration à l'autorité compétente, sous
peine d'être regardé comme complice et affilié à la
secte. Les Skoptzy restent donc constamment sous la
surveillance étroite de la police.

Grâce à ces mesures énergiques, leur nombre s'est
trouvé peu à peu réduit dans de notables proportions. Si l'on en trouve encore, en groupes assez
compacts dans la Russie méridionale, parmi les
Grands-Russiens ou Vélikorouses, la plupart émi-
grèrent dès le début du siècle dernier vers la Roumanie et les pays limitrophes. Un certain nombre
d'entre eux s'établirent dès 1820 sur les confins de

la Bessarabie, à Ismaïl, où ils firent de nombreux prosélytes. Mais, en 1859, leurs infâmes pratiques occasionnaient la mort de trois jeunes gens appartenant à des familles les plus considérables de la ville.

Un procès retentissant s'ensuivit, d'où les Skoptzy se retirèrent indemnes, grâce à la toute-puissance de leur or, dit-on, mais poursuivis par la vindicte publique, ils durent chercher ailleurs un refuge, et prudemment ils mirent la largeur du Danube entre eux et leurs ennemis. Comme le gouvernement roumain, dont la constitution garantit la liberté des cultes, ne les inquiétait pas, ils fondèrent des centres bientôt très importants à Kilia, à Jassy, à Viculaeva, à Galatz.

Les premiers avaient paru en 1840 à Bucarest, où se développa rapidement une puissante colonie occupant tout un quartier de la ville, entre la Strada Romana et la Calea Mosilor. Les Skoptzy possèdent là de riches demeures, ils y ont même élevé des temples. C'est le centre de leurs affaires.

Les industries auxquelles ils s'adonnent sont en général des plus prospères : ils ont importé en Roumanie les mœurs austères des Skoptzy russes. Les jeûnes durent chez eux la moitié de l'année, et sont observés rigoureusement. Leur alimentation ordinaire se compose de poisson séché, de légumes, de fruits, de laitage ; ils ignorent la viande, ne boivent jamais, ne fument pas.

Beaucoup d'entre eux exercent le métier de loueurs de chevaux et d'attelages (*birjards*) et possèdent des équipages magnifiques. Leurs palefreniers, leurs cochers sont pour la plupart de pauvres montagnards venus de Transylvanie, dans l'espoir de gagner à

Bucarest le pain que leur refuse le sol aride de leur pays d'origine. Ce sont là pour la secte des recrues à peu près assurées, qu'éblouit trop facilement le don de quelques chevaux et d'un ou deux équipages.

Quelquefois cependant la victime n'est rien moins que consentante, et il peut arriver que la violence supplée à la persuasion. C'est ainsi qu'en 1878 un jeune homme, récemment arrivé de Liebenbürg, entra chez un Skopets de la Calea Mosilor en qualité de palefrenier, et fit obstinément la sourde oreille aux offres de son maître. Or un soir qu'il était rentré dans un état d'ébriété extrême, celui-ci en profita pour le mutiler.

Revenu à lui, le malheureux s'abandonna plusieurs jours durant à son désespoir et à sa rage, mais on l'avait jeté au fond d'une cave afin que ses cris ne fussent pas perçus de l'extérieur. Lorsqu'il vit que toute tentative de résistance était momentanément inutile, il feignit d'être résigné à son sort et demanda avec insistance l'exécution des promesses qu'on lui avait faites.

Enchantés de ce revirement imprévu, le maître et ses acolytes vinrent le chercher, à peine rétabli, pour le mener au temple où devait avoir lieu l'initiation. C'est le moment qu'attendait l'eunuque récalcitrant : sitôt dehors, il se saisit d'une trique qu'il trouve à la portée de sa main, et se met en devoir de distribuer force horions à ses persécuteurs. Leurs cris ameutent la foule, et les policiers, intervenant à leur tour, mettent fin au désordre en conduisant au poste le plus proche tous les auteurs de la scène.

De tels scandales sont exceptionnels ; du reste ils ne paraissent guère devoir influer défavorablement sur l'avenir et la prospérité de la secte. Car si l'on comptait un peu plus de 8.000 Skoptzy en 1865, six ans après leur nombre avait suivi une progression constante et s'élevait à 16.098. Il avait plus que doublé dans ce court espace de temps.

Les cérémonies du rite roumain ne diffèrent que par quelques points de détail du rituel russe. Seulement, elles n'ont plus lieu dans l'ombre de quelque izba solitaire, mais bien au grand jour dans le temple élevé à Bucarest par la secte, sous l'égide protectrice du gouvernement roumain.

C'est là que s'accomplit encore la cérémonie sanglante de l'initiation. Nous en empruntons le récit à un écrivain anonyme qui vécut pendant quatre ans au milieu des Skoptzy, en contact forcé et presque journalier avec eux[1] :

(Ivanoff, le sectaire, apporte à Paël que l'on va initier, le narcotique qui lui permettra de supporter sans grande résistance la mutilation prochaine.)

« Ivanoff remplissait un plein verre de vin qu'il avait apporté et le tendait à Paël. Celui-ci le prit, le porta à ses lèvres, mais se ravisant soudain:

— Mais vous, mon père, ne buvez-vous pas ?

— Tu le sais, le vin ne me connaît point ; c'est la boisson des faibles, de ceux qui n'ont pas la vie du Seigneur, mais bois, mon fils, bois à ta résurrection !

— Oui, à ma résurrection, fit Paël, et d'un trait il vida le verre.

L'effet fut foudroyant. Un instant il regarda Ivanoff, son regard voilé devint fixe, il essaya quel-

1. *** *Le Scopit. Histoire d'un eunuque européen.* Edit. Kistemaeckers. Bruxelles, 1880.

ques pas en trébuchant, puis poussa un éclat de rire qui ressemblait à un grognement. C'est, fit-il, c'est... Mais il n'acheva pas, il s'affaissa sur le sol.

Ivanoff s'approcha de lui, et, se baissant, lui tâta le cœur ; celui-ci battait faiblement ; peu à peu la respiration, suspendue un instant, reprit son cours normal et régulier.

Ivanoff se redressa. « Dors, mon fils, dors, à demain le réveil. » Puis, il se retira, laissant Paël étendu sur le carreau de sa cellule...

Le lendemain, à la même heure, le temple resplendissait de lumières et une foule hideuse l'emplissait.... C'était une vaste salle pouvant contenir deux cent cinquante à trois cents personnes. Les murs étaient blanchis à la chaux ; au fond, faisant face à la porte, se trouvait pendue une grande croix. Au milieu une énorme cuve en cuivre placée sur un triangle, tout auprès un brasier posé sur un trépied relié à la cuve par une chaîne de fer forgé. A quelques pas de cette cuve était une ouverture béante faite dans le sol planchéié. Cette ouverture avait un mètre et demi environ de profondeur sur quatre de largeur et trois de longueur. Le fond coupé en deux par une cloison verticale et mobile était garni de matelas et d'oreillers en crin ; la toile qui les recouvrait était maculée de larges taches produites par un mélange d'eau et de sang ; les parois de cette fosse étaient recouvertes de planches de chêne dont une était percée par un ventilateur qui, au moyen d'un conduit établi sous terre, amenait l'air de l'extérieur. Un petit escalier assez large et pouvant se rabattre contre la paroi permettait une descente facile.... Le brasier placé près de la cuve était rempli de braises ardentes ; un homme vêtu d'une longue tunique blanche aux manches rouges et tenant un rasoir à la main, se tenait auprès. Les cantiques cessèrent tout à coup: Silova, debout près de l'autel, étendit la main vers le sanctuaire.

— Amenez Seliwanoff, fit-il, amenez-le vers son Dieu, l'heure a sonné.

Un mouvement lent se produisit dans la foule, semblable au mouvement que produisent des reptiles se repliant sur eux-mêmes, lorsque Paël, soutenu par Ivanoff, apparut sur le seuil.

Il était vêtu d'une longue robe blanche ; un rictus hébété crispait ses lèvres; il promena un regard stupide sur la foule et s'avança en chancelant jusqu'auprès de la cuve.

La robe qui le couvrait tomba tout à coup ; le rasoir brilla dans la main de l'homme qui s'était agenouillé devant lui. Un cri, un cri horrible qui n'avait rien d'humain emplit la voûte du temple... Paël, inanimé, roula sur le sol, râlant au milieu d'un sang noir qui jaillissait d'une plaie béante....

Les échos finissaient à peine de répéter le cri lugubre qu'une chair sanglante jetée sur le brasier se mit à grésiller, répandant une odeur nauséabonde. Alors, se prenant par la main, les figures monstrueuses se prirent à tourner en rond autour du brasier fumant et du corps inanimé de Paël, chantant le cantique :

> *C'est par l'eau*
> *C'est par le feu*
> *Qu'aura lieu la résurrection.*

Puis, les chants cessèrent ; le corps descendu par

la trappe béante fut déposé sanglant sur les coussins ; lentement la foule s'écoula, les lumières s'éteignirent ; le bruit cessa, seule la lampe du sanctuaire continua dans la nuit à jeter ses pâles rayons sur l'horrible profanation. »

CHAPITRE II

LA CASTRATION GUERRIÈRE

> « Le pouvoir de tout faire n'en
> donne pas le droit. »
>
> BOSSUET

On a vu quelle part importante revient au sentiment religieux dans la genèse de la castration, mais le fanatisme n'a pas été la seule cause originelle de l'eunuchisme, et les motifs qui poussèrent l'homme à sacrifier « les témoins de sa virilité et de sa force » sont en réalité des plus variables. Il en est un, en particulier, dont Bergmann a tenté de donner l'explication, en montrant la filiation qui existe entre les différentes sortes de mutilations génitales.

Selon lui, la virilité, dont les attributs sont la force physique et le courage, fut la raison primordiale de la suprématie de l'homme sur la femme. Dans le symbolisme rude de l'antiquité, le membre viril était la représentation de ces qualités mâles, tandis que la nature féminine et ses faiblesses étaient symbolisées par le génital de la femme.

La tradition rapporte en effet que dix-sept cents ans avant l'ère chrétienne, le roi Sésostris, le grand conquérant égyptien, fit dresser, dans les contrées qu'il avait soumises, des stèles ou cippes portant, tantôt le signe mâle, hommage rendu au courage malheureux, tantôt le signe femelle en témoignage de la lâcheté de l'ennemi devant ses troupes victorieuses [1].

Seul le hasard des armes, au cours de cette période guerrière, créait une distinction sociale primitive entre les vainqueurs et les vaincus, devenus respectivement les maîtres et les esclaves. L'on conçoit donc qu'il ait pu faire naître dans l'esprit des premiers le désir de rendre physiquement semblables à des femmes, c'est-à-dire à des êtres dénués de courage et de force, ceux qu'ils avaient asservis à leur domination.

C'est ainsi que l'ablation de l'organe mâle aurait été tout d'abord le signe distinctif de l'esclavage, assertion qui répond bien à la tradition religieuse initiale et que les plus anciens mythes semblent devoir confirmer. Le Mauvais Génie, le principe du mal dans la mythologie égyptienne, le dieu Set ou Typhon aurait ainsi mutilé son père Osiris, emportant en manière de trophée le membre viril du vaincu dont il avait jeté le corps dans le Nil. Mais Horus, fils d'Osiris, attaque Typhon et lui fait subir un sort, identique. Plutarque [2] nous apprend qu'à Coptos en Égypte, Horus était figuré tenant en main le pénis qu'il vient d'arracher à Set [3].

1. Hérodote. Euterpe, ch. II. Diod. de Sic., liv. I.
2. Plutarque. *Isis et Osiris*.
3. Suivant la croyance populaire, le même châtiment était réservé, après leur mort, aux impurs, aux fornicateurs, qui avaient suivi les voies de Typhon.

De ce mythe égyptien il faut rapprocher la légende grecque suivant laquelle Kronos aurait semblablement défait et mutilé son père Ouranos : il lui trancha les parties viriles à l'aide d'une faucille de diamant et les jeta dans la mer. De l'écume qu'elles firent jaillir en y tombant tout ensanglantées naquit Vénus Aphrodite.

A son tour, Zeus combat victorieusement son père, Kronos, et lui ampute l'organe viril avant de le précipiter dans les abîmes souterrains du Tartare.

Enfin, selon un récit hébraïque [1], Cham, voulant se venger de la malédiction redoutable que son père Noé avait prononcé sur toute sa race, rendit eunuque le patriarche, au moyen d'incantations magiques.

Des monuments historiques de la plus haute antiquité nous montrent les conquérants faisant trancher aux vaincus la main droite, indigne de tenir l'épée désormais, et le membre viril en signe d'esclavage. Après la victoire remportée environ treize cents ans avant l'ère chrétienne sur les envahisseurs lybiens et méditerranéens par le roi Méneptah (XIXe dynastie), on inscrivit sur les murs de Karnak l'inventaire de ces hideux trophées :

Généraux libyens tués, phallus coupés et rapportés.	6
Lybiens tués, phallus coupés. . . .	6.359
Sicules, phallus coupés.	222
Etrusques, phallus coupés.	542
Sardiniens	...
Achaïens, phallus apportés au roi . .	6.111

1. Théoph. *Ad Autolyc.* 1. 37.

Les bas-reliefs et inscriptions de Thèbes célèbrent de la même manière les succès de Rhamsès II sur ses ennemis. Une sculpture murale représente des prisonniers de guerre, les uns liés avec des cordes, les autres élevant au-dessus de leur tête leurs mains suppliantes. Ils défilent devant les scribes royaux préposés au recensement. Dans l'angle de droite gisent pêle-mêle, des mains et des membres virils coupés, témoignage du supplice infligé aux vaincus (fig. 8). L'inscription porte: « Conduite des prisonniers en présence de Sa Majesté; ceux-ci sont au nombre de mille; phallus, trois mille. » Une autre sculpture donne un total de 2.525 phallus coupés [1].

Ces mœurs barbares étaient de pratique courante chez les Mèdes, les Perses, et en général chez tous les anciens peuples d'Orient; nombre d'historiens, Xénophon, Hérodote, Plutarque, Strabon nous les ont signalées [2].

Mais qui convient-il d'en rendre responsable? L'histoire étant muette sur ce point, écoutons du moins la légende. Un auteur grec anonyme du Bas-Empire romain, dont le manuscrit a été retrouvé dans la Bibliothèque de l'Escurial, attribue l'invention de l'eunuchisme à une reine qu'il dénomme

---

1. Maspéro. *Histoire ancienne des peuples de l'Orient.*
Champollion-Figeac. *Égypte ancienne.*

2. La Grèce antique n'ignora pas non plus la castration guerrière, la phallatomie. Un passage d'une ode de Tyrtée (Première Messénique) peut se traduire ainsi: «...Le guerrier tomba tenant dans ses mains ses parties ensanglantées. » Enfin les compagnons de Xénophon, lors de la retraite des dix mille «mutilèrent les morts, de leur propre mouvement, afin de porter l'épouvante dans l'âme des ennemis.» (Anab. liv. III ch. IV.)

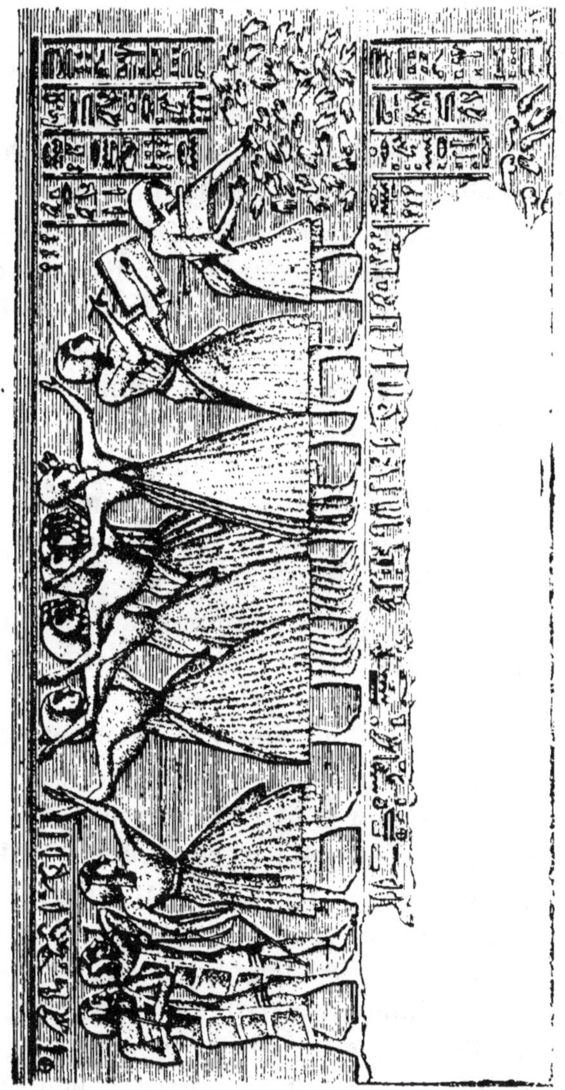

Fig. 8. — Dénombrement des mains et des phallus coupés à l'ennemi.

(Bas-relief de Thèbes.)

Lyttousa, et qui est complètement inconnue dans l'histoire de l'Orient ou de l'Occident.

Les Perses, au dire d'Hérodote, auraient les premiers pratiqué la castration, et, suivant Vossius [1] le mot latin *spado*, sous lequel on désigne certains eunuques, tirerait son origine du village persan de Spada, où se serait accomplie la première mutilation.

D'autres prétendent que ce fut Sémiramis, cette légendaire reine d'Assyrie, qui la première créa des eunuques, lorsqu'elle monta sur le trône, après la mort du roi Ninus, étranglé sur son ordre. Elle croyait sans doute conserver plus facilement son ascendant sur ses sujets en se montrant à eux entourée de créatures efféminées dont la voix aigre, le visage glabre, atténuaient le trop violent contraste résultant de cette usurpation du trône par une femme. Est-il besoin de le dire, cette légende se détruit d'elle-même, par la connaissance anticipée des conséquences de la castration qu'elle prête à Sémiramis.

L'auteur qui nous documenta le mieux sur la vie de cette reine d'Assyrie, Diodore de Sicile, ne signale pas le fait. Il nous apprend toutefois que Sémiramis, qui était de basse extraction, parvenue soudain au faîte des honneurs et du pouvoir, en usa plus que ne le comportaient et son sexe et son rang. Elle choisissait parmi ses guerriers les plus beaux et les plus robustes et les admettait à partager sa couche ; ensuite elle les livrait aux mains du bourreau.

Cette assertion de l'historien grec, Ancillon [2] la

1. *Étymologicon linguæ latinæ.*
2. *Traité des Eunuques,* 1707.

discute, et bien gratuitement il émet cette hypothèse
que la reine n'ordonnait pas la mise à mort de ces
hommes, mais qu'elle les faisait émasculer « de peur,
dit-il, qu'après avoir eu d'elle les plus grandes
faveurs, ils n'allassent s'attacher à quelque autre
femme ».

Pour différents auteurs, Sémiramis aurait fait castrer seulement les enfants difformes ou contrefaits,
dans un but de sélection, afin d'éviter la procréation
d'êtres aussi disgraciés de la nature, opinion que rien
ne semble confirmer.

Quelle qu'ait été d'ailleurs pour la reine la raison
déterminante, les destins voulurent qu'elle pérît de
la main d'un eunuque, armée contre elle par son
propre fils, Ninias [1].

Une fois créée, la coutume de l'eunuchisme se perpétua, et bien des siècles plus tard, Nabuchodono-
sor II, roi de Babylone, emmena les Juifs en capti-
vité et en fit mutiler le plus grand nombre. Le prophète
Daniel, alors tout enfant, fut ainsi élevé avec trois
de ses compagnons d'infortune, dans le palais du
roi ; ce fut là l'origine de cette légende qu'il avait
été mutilé, légende que les Hébreux ont toujours
combattue.

L'exemple cependant ne devait pas s'effacer de
leur mémoire et un verset du deuxième Livre des
Rois semble indiquer que la phallotomie n'était pas
non plus inconnue en Judée. Le messager d'Élisée
dit à Jehou, en le sacrant par l'onction sainte :
« Toute la maison d'Ahab périra : je retrancherai à
Ahab tout ce qui pisse contre le mur [2]. »

1. Le roi Sésostris fut également assassiné par un eunuque.
2. II Rois, IX 1-8.

L'Écriture nous apprend également que David apporta à Saül deux cents membres virils, dépouilles sanglantes conquises sur les Philistins, afin de lui prouver qu'il était digne de devenir son gendre. Aujourd'hui encore, parmi les tribus berbères campées sur les versants de l'Atlas, le jeune homme ne manque pas de présenter à son futur beau-père les membres virils des ennemis qu'il a vaincus, comme preuve de sa valeur guerrière.

Semblable coutume se retrouve à toutes les pages de l'histoire.

Au VIIe siècle de notre ère, lorsque la flotte d'Héraclius, exarque d'Afrique, parut devant Byzance, la populace, qui l'accueillait en libérateur, se rua à l'assaut du palais de l'empereur Phocas, en proférant des cris de haine et de vengeance. Découvert dans une cachette obscure, le tyran fût traîné hors de son palais et des mains de femme le mutilèrent affreusement, avant qu'Héraclius ordonnât sa mise à mort.

On trouve d'autre part dans Ancillon une amusante anecdote, contemporaine du règne de Henri Ier, et empruntée à un chroniqueur lombard du Xe siècle. Luitprand :

« Les Grecs faisaient la guerre au duc de Bénévent et le traitaient assez mal ; Théobald, marquis de Spolette, son allié, étant venu à son secours et ayant fait quelques prisonniers, ordonna qu'on leur coupât les parties qui font les hommes et les renvoya en cet état au général grec, avec ordre de lui dire qu'il l'avait fait pour obliger l'Empereur, qu'il savait aimer beaucoup les eunuques, et qu'il tâcherait de lui en faire avoir bientôt un plus grand nombre [1]. Le mar-

---

1. « Puisque votre empereur aime tant les eunuques, rail-

quis se préparait à tenir sa parole, lorsqu'un jour
une femme, dont ses gens avaient pris le mari, vint
tout éplorée dans le camp et demanda à parler à Théobald. Le marquis lui ayant demandé le sujet de sa
douleur : « Seigneur, répondit-elle, je m'étonne
qu'un héros comme vous s'amuse à faire la guerre
aux femmes, lorsque les hommes sont hors d'état de
lui résister. » Théobald ayant répliqué que depuis
les Amazones, il n'avait pas ouï dire qu'on eût fait
la guerre à des femmes, « Seigneur, repartit la Grecque, peut-on nous faire une guerre plus cruelle que
de priver nos maris de ce qui nous donne de la santé,
du plaisir et des enfants ; quand vous en faites des
eunuques, ce ne sont point eux, c'est nous que vous
mutilez ; vous avez enlevé, ces jours passés, notre
bétail et notre bagage, sans que je m'en sois plainte;
mais la perte du bien que vous avez ôté à plusieurs
de mes compagnes étant irréparable, je n'ai pu m'empêcher de venir solliciter la compassion du vainqueur. » La naïveté de cette femme plut si fort à
toute l'armée, qu'on lui rendit son mari, et tout ce
qu'on lui avait pris. Comme elle s'en retournait,
Théobald lui fit demander ce qu'elle voulait qu'on
fît à son mari, au cas qu'on le trouvât encore en
armes. « Il a, dit-elle, un nez, des yeux, des mains,
des pieds, c'est là son bien que vous pouvez lui ôter,
s'il le mérite ; mais laissez-lui, s'il vous plaît, ce qui
m'appartient. »

Réponse qui dénote chez les femmes de ce temps
un sentiment très net des prérogatives conjugales,
mais à laquelle on pourra peut-être reprocher une

lait-il, tous ceux qu'il m'enverra coqs, je les lui renverrai
chapons. »

localisation trop exclusive dans l'objet de leurs sentiments affectifs.

Deux cents ans plus tard, en l'an 1134, Magnus IV, héritier légitime du trône de Norvège, est battu et fait prisonnier par un aventurier irlandais du nom de Gilchrist. Ce dernier se fait sacrer roi, et après avoir fait castrer son adversaire, il l'enferme dans un couvent.

De même la tradition sicilienne, moitié historique, moitié légendaire rapporte qu'après les Vêpres siciliennes des pêcheurs qui expédiaient en Provence des thons salés joignirent à leur envoi des tonneaux entiers de membres coupés aux Français, au cours des massacres qui ensanglantèrent à cette époque Palerme et Messine [1].

Nul pays, sans doute, n'a été à l'abri de pareilles atrocités. Aux plus mauvais jours de son histoire, à l'époque des guerres de religion, la France elle-même donna maintes fois le spectacle de ce mode cruel de répression. Lors de la Saint-Barthélemy, un parti de fanatiques conduits par l'Allemand Besme, se précipite dans la chambre de l'amiral de Coligny. Besme découvre brutalement le corps du vieillard surpris dans son sommeil et d'un coup de poignard il lui tranche les organes sexuels. Puis les assassins précipitent le corps tout pantelant par l'une des hautes fenêtres de l'hôtel, et ils le traînent ainsi, mutilé et tout couvert de sang, jusqu'au gibet de Montfaucon [2].

1. Salomone Marino. *Lu vespiru silicianu.*
2. Herbert. *Eunichi nati, facti, mystici, ex sacra et humana litteratura illustrati. Zacharias Pasqualigus puerorum emasculator ob musicam, quo loco habendus.* In-4° Dijon, 1655.

Toutefois le sauvage fanatisme des calvinistes n'avait rien à envier à celui de leurs persécuteurs. A Béthune, un abominable barbier du nom de Flouran, ne se vantait-il pas d'avoir, de ses propres mains, châtré dix-sept prêtres à cette époque troublée des guerres religieuses ?

A Metz, un curé, un vieillard est mutilé par les calvinistes. On le contraint ensuite de manger ses testicules qu'on lui met de force dans la bouche, non sans les avoir fait cuire devant lui au préalable. Cet épouvantable repas accompli, on lui ouvre le ventre, et la populace avide de voir comment la malheureuse victime en effectuerait la digestion, vient se repaître du spectacle de son agonie. (Herbert.)

Le cœur se soulève de dégoût au récit de ces faits monstrueux. On ne vit du reste, à aucune autre époque, en Europe, deux partis adverses faire à ce point assaut de cruauté : la castration banale aux yeux de tels bourreaux devait passer pour le plus enviable des supplices.

Plus près de nous, en 1747, Adil Chah, roi de Perse, fit un eunuque de Mohammed Khan son prisonnier, un enfant de cinq ans, fils aîné du chef de la tribu des kadjars [1].

De telles mœurs ne semblent pas encore près de s'éteindre. A l'époque de la conquête du Soudan égyptien, un parti de Soudanais étant tombé au milieu d'un régiment de bachi-bouzoucks, fut écrasé après une résistance héroïque. Entraînés par leur caractère inhumain, les irréguliers mutilèrent les

---

1. L'eunuque se vengea plus tard, il est vrai, en s'emparant du trône, qu'il occupa pendant une vingtaine d'années, sous le nom d'Aga Mohammed Khan (voir p. 175).

blessés, les prisonniers, et encore vivants les pendirent par les pieds, par les bras, par le flanc aux branches des mimosas et des jujubiers.

Les femmes arabes mutilaient également les soldats français, au cours de la conquête de l'Algérie. A trente années de distance, cet usage barbare n'avait pas tout à fait disparu, témoin la mésaventure survenue à un zouave qu'on amena, en janvier 1860, à l'hôpital militaire d'Alger. Cet homme avait été relevé ivre-mort contre un remblai de la voie ferrée, à quelques kilomètres de la ville. Les parties sexuelles avaient été complètement tranchées. Le pantalon de la victime, souillé de sang et de matières fécales, se trouvait fermé par un bouton au-dessus de la blessure, de façon à la masquer au premier abord.

Sur-le-champ on arrêta quelques Arabes, mais ils se défendirent avec énergie et désignèrent comme étant le coupable un énorme chien qui, selon eux, avait dévoré les parties génitales du soldat : « Ils étaient arrivés trop tard ; la mutilation venait d'avoir lieu, et ils n'avaient pu intervenir utilement. »

L'autopsie du chien fut faite aussitôt et l'on retrouva en effet dans l'estomac une partie de la verge du malheureux zouave ; mais la surface de section était d'une telle netteté qu'elle n'avait pu être effectuée qu'au moyen d'un couteau ou d'un rasoir et non par les dents de l'animal.

Devant cet homme sans défense, il est plus que vraisemblable que la haine des Arabes pour le *roumi* s'était réveillée, et que leurs mains criminelles avaient, seules, accompli la mutilation.

En 1863, pendant l'insurrection de Pologne, un

châtreur de porcs qui se trouvait dans les rangs des insurgés, castra à l'aide d'un simple couteau de poche quinze cosaques pris en train de piller et d'assassiner dans une ferme. Le témoin oculaire, de qui nous tenons le fait, ajoute qu'on les remettait en selle et que ces malheureux s'éloignaient au galop de leur monture, aussitôt l'opération faite.

Dans un travail sur les « Infirmités les plus fréquentes au cours de la guerre russo-turque en 1876 », le D' Kinz rapporte qu'un aide-infirmier exécuta plus de cent cinquante castrations sur des bachi-bouzoucks surpris également en flagrant délit de pillage et de viol.

Naguère encore, chez les Peaux-Rouges, lorsque les guerriers d'une tribu revenaient d'expédition, les femmes accouraient à leur rencontre et, se saisissant des captifs, elles se mettaient aussitôt en devoir de les torturer avec des raffinements de cruauté inouïs. Très fréquemment elles poussaient la rage jusqu'à pratiquer l'éviration des prisonniers attachés au poteau [1].

C'est là enfin un usage très en honneur à l'heure actuelle chez les peuplades d'Afrique, chez les Gallas, les nègres de la côte de Guinée, les Nubiens, dans le Kordofan et dans la plupart des tribus nomades de l'Afrique Centrale.

Jadis les Éthiopiens furent célèbres dans l'art de l'émasculation ; chaque année ils payaient aux Perses un tribut de cent castrats. Leurs descendants n'ont eu garde de laisser se perdre la tradition ancestrale et les Abyssins émasculent leurs prisonniers avant de les rendre à la liberté.

1. O. Dorsey. *Omahia sociology.*

Ces trophées phalliques, dont les Égyptiens victorieux remplissaient des chariots, les fantassins les attachent à leur fusil ou à leur bouclier, les cavaliers à la tête de leur cheval. De retour dans leur pays, ils en décorent la porte de leur demeure.

Un guerrier qui ne possède aucun de ces hideux trophées est dédaigné, méprisé de tous ; il n'a pas le droit de tisser sa chevelure à la manière des braves éprouvés. Celui au contraire qui peut montrer de nombreux phallus coupés à ses ennemis devient un héros et les femmes chantent sa gloire : « Samnou-Nougous, notre prince, notre maître, est la terreur des Gallas ; les plus braves d'entre eux évitent sa rencontre. Que de veuves parmi eux dont les maris sont vivants ! Il a arraché leurs dépouilles viriles ; qu'on regarde plutôt à sa porte ? Samnou-Nougous est invincible ; partout la victoire le suit : ses cris jettent l'épouvante dans les rangs ennemis et sa lance est la mort ! Il va bientôt nous quitter pour aller combattre. Que ses ennemis tremblent ! Ils seront terrassés, émasculés et notre prince reparaîtra parmi nous, dans toute sa gloire, comme le Christ qui ressuscita le troisième jour. »

C'est en ces termes que ces bardes féminins célébraient les exploits d'un chef dont la porte était ornée d'un grand nombre de lauriers phallotomiques [1].

Après le désastre d'Adoua, les soldats de Ménélick firent subir l'affreuse mutilation à tous les Italiens tombés sur le champ de bataille. « Il est de triste usage, écrit Demarquay [2], de se parer, sous le ciel

1. f. Combes et Tamisier. *Voyage en Abyssinie.*
2. Demarquay. *Malad. chirurg. du pénis,* 1877.

brûlant de l'Abyssinie, des dépouilles génitales des malheureux vaincus ; voici par quel procédé opératoire le vainqueur dépossède son adversaire des preuves de sa vaillance virile. Chaque soldat, après avoir été préalablement déshabillé, est renversé et tenu à terre par quatre ou cinq Abyssins, tandis qu'un dernier, armé d'une espèce de yatagan ou d'un simple sabre au besoin, fait un pli à la peau, au niveau de l'ombilic, l'incise, la découpe en forme de lanière dans la direction des parties génitales, élargit sa bande au fur et à mesure qu'il approche de celles-ci, et les rase totalement à leur tour, par deux coups de tranchant, l'un à gauche, l'autre à droite. L'hémorragie est rapide et abondante ; pour l'arrêter, leur barbarie leur a suggéré l'idée de verser immédiatement sur cette vaste plaie béante du beurre bouillant, qui, paraît-il, fait merveille, puisque quarante pour cent de ces malheureux survivent à ces lésions et rentrent, trois mois après, dans leurs foyers, s'il y a échange de prisonniers. »

Demarquay ne nous dit pas qu'ils ont parfois la désagréable surprise, à leur retour, de trouver un nouvel hôte installé au foyer conjugal. Dans ces pays la castration a en effet pour conséquence sociale le lévirat, c'est-à-dire que la femme du mutilé passe alors dans le lit de son beau-frère [1].

*
* *

1. **Tout** récemment, au Maroc, à Casabianca, plusieurs ouvriers français et étrangers furent massacrés par la populace. Leurs cadavres furent retrouvés lacérés, portant à la tête, en guise de turban, des paquets d'entrailles, et dans la bouche certaine partie de leur corps fort habilement découpée.

Le droit des gens ne semble-t-il pas d'ailleurs avoir consacré l'odieuse coutume qui consiste à mutiler les prisonniers de guerre? Un auteur du XVIIe siècle, Herbert [1], n'hésitait pas à affirmer la légitimité des droits du vainqueur sur la vie du vaincu ; à plus forte raison, et si tel était son bon plaisir, pouvait-il ne le priver que d'une partie de lui-même.

« Cependant, ajoutait ce logicien inexorable, si pareil châtiment est justifié à l'adresse d'un ennemi, il serait plus que barbare de le faire subir à ses enfants : sévir contre la descendance d'un coupable, c'est là un droit qui n'appartient qu'à Dieu, selon une juste interprétation de l'Écriture. »

Mais l'humanité paraît avoir à diverses reprises transgressé ces principes. Lorsque les généraux perses se furent emparés des principales villes de l'Ionie, cinq siècles avant l'ère chrétienne, ils commencèrent par arracher des bras de leurs mères les plus belles filles, qu'ils destinaient à la couche de leur maître Darius ; ils prirent également les plus beaux enfants mâles pour en faire des eunuques [2]. Les rois assyriens en usaient de même.

A Byzance, en l'an 813, après son abdication en faveur de l'usurpateur Léon l'Arménien, l'empereur Michel Ier fut relégué dans un couvent de l'archipel des Princes. Ses deux fils, Théophilacte et Ignace, furent mutilés ; ce dernier n'en devint pas moins patriarche de Constantinople, à l'exemple de saint Germain qui avait été fait eunuque par ordre de Constantin Pogonat.

1. Herbert, *loc. cit.*
2. Hérodote (l. VI).

Quelques années plus tard, Léon l'Arménien fut à son tour dépossédé de la couronne par Michel le Bègue, et ses quatre fils subirent le triste sort qui était échu aux enfants de Michel Ier.

La cour de Byzance était du reste le siège d'orages et d'agitations sans fin. En l'année 1078. Constantin, le fils de ce Michel Ducas que le peuple avait surnommé *Parapinakès* (le voleur), était fait eunuque, puis relégué au fond d'un monastère ; une nouvelle dynastie, celle des Comnènes, allait s'emparer du pouvoir.

A un siècle d'intervalle, l'empereur d'Allemagne Henri VI, fils et successeur de Frédéric Barberousse, dirige contre le royaume des Deux-Siciles où règne le roi Tancrède, trois expéditions successives, sans parvenir à l'entamer. Mais le roi vient à mourir : Henri VI accourt aussitôt et s'empare sans coup férir de la Sicile encore tout émue de la perte de son souverain. Sur l'ordre inhumain de l'empereur, le corps de Tancrède est exhumé et l'on tranche la tête du cadavre. « On crève les yeux au jeune roi son fils, on le fait eunuque, on le confine dans une prison à Coire chez les Grisons. » (Voltaire.)

En ces dernières années, la castration était aussi le châtiment infligé par les Chinois aux fils des rebelles.

Vers la fin de l'année 1856, un parti d'insurgés, parmi lesquels se trouvaient un grand nombre d'enfants, fut traduit devant une cour spéciale instituée par l'empereur Sien-Fou pour juger les crimes de cet ordre. Les adultes subirent la peine capitale ; quant aux prisonniers qui n'avaient pas atteint leur quinzième année, ils furent émasculés et envoyés en esclavage.

Le même fait se produisit en 1877, lorsque le Turkestan devint, de nouveau, propriété du Céleste-Empire. Un grand nombre des membres de la famille de Yakoob-Beg, le chef redouté de l'Asie Centrale et des rebelles chinois, furent alors faits prisonniers. Quelques-uns moururent, on exécuta les autres. Les Chinois emprisonnèrent en même temps trois fils et un petit-fils du chef insurgé, des enfants encore, mais qui n'en furent pas moins condamnés comme criminels d'État. Remis entre les mains des officiers de la maison impériale pour subir la castration, ils furent, aussitôt après, dirigés sur les troupes frontières, aux confins du Turkestan.

Aux termes de la loi chinoise, la cruelle sentence n'est exécutoire que sur des enfants âgés d'au moins dix ans. C'est ainsi qu'à la fin de cette même année 1877, on émascula le fils d'un rebelle nommé Li-Liu, qui n'avait que six ans lorsque son père avait été fait prisonnier.

Pareille forme de mutilation a été fréquemment observée lors des grands mouvements populaires et l'on cite d'assez nombreux exemples de castrations effectuées en temps de guerre civile ou d'émeute. C'est ainsi qu'il y a quelques années, au cours d'une grève qui éclata dans le bassin d'Anzin, un contremaître fut émasculé.

Somme toute, c'est là non seulement un acte de vengeance, un châtiment infligé au vaincu, mais encore un mode de justice sommaire qu'à certaines époques les différentes législations n'ont pas craint d'utiliser.

Mais voici une adaptation de l'éviration à des fins gastronomiques que n'aurait certes pas admise Herbert au nombre des cas où cet auteur considère comme autorisé, voire honorable, de châtrer son ennemi [1] : dans son histoire des Antilles, Charlevoix rapporte que les Caraïbes anthropophages mutilent leurs prisonniers de guerre dans le but de les engraisser avant de les manger. Le goût des Caraïbes pour la chair humaine est d'ailleurs si vif, ajoute-t-il, que les chefs des tribus n'hésitent pas, lorsque les prisonniers font défaut, à châtrer leurs propres guerriers. Nous n'agissons pas différemment à l'égard de certains animaux domestiques destinés à l'usage de nos tables, mais pareil procédé appliqué à l'homme semblera abusif. Si les souverains ont le droit et le devoir d'aimer leurs sujets, il serait humain qu'ils se résignassent toujours à les aimer dans un sens un peu plus littéral.

---

1. Herbert (*loc. cit.*) admet en effet trois circonstances où la castration lui semble être pleinement justifiée, à savoir : l'opération chirurgicale nécessaire, le châtiment prévu par la loi, et enfin la juste vengeance exercée sur un ennemi.

CHAPITRE III

LA CASTRATION PÉNALE

« Vie pour vie, dent pour dent,
œil pour œil, main pour main, pied
pour pied, brûlure pour brûlure,
plaie pour plaie, meurtrissure pour
meurtrissure. »
Ancien Testament, l'*Exode*.

La loi du talion est vieille comme le monde; elle est l'expression primitive de la vengeance immédiate, du châtiment infligé au coupable dans la mesure précise où lui-même a fait souffrir sa victime. Les plus anciens vestiges que nous possédions de son application remontent à la législation mosaïque, et si des considérations de toute nature l'ont fait depuis longtemps abolir chez les peuples civilisés, les législations grecque et romaine l'autorisèrent, et elle se maintint bien avant dans les mœurs du moyen âge.

Étendant le principe du talion, les lois anciennes frappèrent le coupable dans la partie de son corps qui avait aidé à l'accomplissement du crime : aussi vit-on dès l'antiquité la plus reculée la castration appliquée comme sanction pénale de l'adultère et du viol. Chez les Anciens, l'homme que le mari venait à surprendre en posture criminelle auprès de sa femme y laissait le plus souvent, pour employer le mot de Bayle, « l'instrument de son forfait ».

Dans l'ancienne Égypte, le viol était puni de l'excision totale des organes sexuels. Le complice de la femme adultère était d'abord roué de coups, à l'aide de cette matraque d'usage immémorial dans le pays, et qu'on désigne du nom de *courbache*. Puis, on le privait, chirurgicalement, de la faculté d'engendrer ; parfois même on poussait la barbarie jusqu'à lui couper aussi le nez et les oreilles.

Les législateurs tentèrent par la suite une répartition plus équitable de la peine : on se contenta donc de fustiger le coupable, et de priver la femme de son appendice nasal. Détruire en celle-ci le bien qui lui est cher entre tous, la beauté, et la mettre désormais à l'abri des galants propos qui avaient éveillé son goût du fruit défendu, c'était là sans doute un moyen cruel, mais non dépourvu de logique.

L'Inde ancienne énonce, elle aussi, dans les Lois de Manou (VIII) le châtrement comme punition du viol et de l'adultère.

En Chine, la première mention de la castration date de l'an 1100 avant Jésus-Christ, époque à laquelle l'empereur Tschou-Koung promulgua un décret établissant l'échelle des peines suivantes : marque au fer rouge sur le front, amputation du nez, résection des oreilles, amputation des pieds et des mains, enfin castration, et peine capitale.

Dès cette époque, l'émasculation fut la peine réservée à certains délits, et aujourd'hui encore ce mode de punition est désigné du terme de *yentszé* ou *ko-schi*.

Il vient quelquefois aggraver encore l'horreur de la peine capitale. La législation chinoise édicte en effet le supplice le plus horrible à l'adresse des parricides et des régicides ; ce supplice c'est la *mort lente*. Le coupable a d'abord le corps entièrement écorché, on lui enlève la peau par longues lanières. Ensuite, si c'est un homme, on lui tranche les organes sexuels ; si c'est une femme, on lui ouvre le ventre et on en retire les intestins. Enfin cette abominable boucherie se termine par l'arrachement des membres et le broiement des os. (Matignon.)

A Athènes, c'était aux magistrats qu'il appartenait, en présence de chaque cas particulier, de décider quel genre de châtiment devait être appliqué à la femme coupable et à son complice. Le plus souvent, ce dernier était abandonné aux justes représailles du mari offensé qui pouvait, à son gré, le mutiler ou le mettre à mort.

Chez les Sarmates, barbares nomades que mentionne pour la première fois Hérodote, cinq siècles avant l'ère chrétienne, on suspendait le coupable par les organes sexuels et l'on plaçait, à portée de sa main, une lame tranchante afin qu'il pût se délivrer par l'amputation s'il ne préférait périr sur place dans cette atroce situation. On ne manquerait pas de prétendre aujourd'hui que ce goût des mutilations relevait de l'atavisme. Les Sarmates avaient en effet de qui tenir : une tradition fabuleuse ne les faisait-elle pas naître du commerce des Scythes avec ces amazones légendaires qui se mutilaient le sein droit ?

La castration constituait également la sanction pénale du crime d'adultère, pendant les premiers siècles de la République romaine, et la loi, au dire de Claudien, autorisait le mari à se faire justice lui-même quand il surprenait les coupables *flagrante delicto*.

Cette forme de justice sommaire qui consiste à punir le coupable par où il a péché, était fort en usage sur les bords du Tibre, et le mari qui manquait à l'appliquer n'y gagnait qu'un surcroît de ridicule.

C'est ainsi que Martial s'adressant, dans l'une de ses épigrammes, à quelque ancêtre de Sganarelle, lui dit : « Qui donc t'a conseillé de couper le nez à l'amant de ta femme? Ce n'est pourtant point par là, mari, qu'il s'est rendu coupable envers toi. Insensé ! qu'as-tu fait ? Va. Ta femme n'y a rien perdu. »

Tous les satiriques, Horace, Plaute, Martial ont fait allusion à cette mésaventure ordinaire des amants que leur malchance livrait aux mains d'un époux outragé :

« Tu te débauches avec la femme d'un tribun militaire, jeune Hylus, parce que tu ne redoutes guère du mari que la punition qu'on peut infliger aux enfants. Mais prends garde : tu te feras châtrer [1] ! »

C'est là, en effet, le triste sort de certain personnage d'Horace ; le fer a tranché l'instrument de sa lubricité [2].

Plaute devait également puiser dans cette antique

1.   « *Uxorem armati futuis, puer Hyle, tribuni,*
Supplicium tantum dum puerile times ;
Væ tibi, dum ludis : catrabere. »

(Martial, lib. II.)

2.   « *Hunc perminxerunt calones, quin etiam illud*
Accidit, ut cuidam testes caudamque salacem
Demeteret ferrum. »

(Horace, Sat. II.)

coutume le dénouement d'une des scènes les plus amusantes du *Soldat fanfaron* :

Pleuside. — Qu'on l'amène ! S'il refuse de vous suivre, soulevez-le, suspendez-le entre ciel et terre, mettez-le en lambeaux !

Pyrgopolinice. — Grâce, par Hercule !...

Pl. — Par Hercule ! c'est en vain que tu demandes grâce... Vois donc, Carion, si ta lame est bien aiguisée?

Carion. — Oh ! il lui tarde de couper à cet adultère le bas du ventre, que je lui suspendrai aux épaules, comme un hochet au cou d'un enfant [1] !

Pl. — Allons ! qu'on le roue de coups pour commencer. Quelle audace as-tu donc de t'en prendre aux femmes des autres?

Pyrg. — Mais c'est elle-même qui s'est offerte.

Pl. — Tu mens ! Recommencez la bastonnade et ne vous arrêtez plus.

Pyrg. — Aïe, aïe! Assez de coups ! Je demande grâce.

Carion. — Couperai-je?

Pl. — Quand tu voudras. Étendez ses jambes, écartez-les comme il faut.

Pyrg. — Je vous en conjure : avant de couper, écoutez-moi!

Pl. — Eh! bien, parle, tandis que tu es encore un homme.

Pyrg. — Je la croyais veuve : sa suivante m'en avait donné l'assurance...

La leçon semble suffisante. On détache notre fan-

---

[1] « *Quin jamdudum gestit mœcho abdomen adimere,*
    Ut faciam quasi puero in colla pendeant crepundia. »

faron qui jure qu'on ne l'y prendra plus et s'enfuit « avec tous ses membres », mais moulu de coups et abandonnant, dans son émoi, son glaive et sa chlamyde aux mains de ses tourmenteurs.

A Rome, suivant Diodore de Sicile, la castration était encore le châtiment infligé à celui qui s'était rendu coupable du viol d'une fille vierge.

Enfin, et nous aurons l'occasion de revenir sur ce point, lorsque le commerce des eunuques menaça de prendre une extension trop considérable, l'empereur Justinien édicta la peine du talion contre tout individu coupable d'avoir ordonné ou pratiqué la castration.

Rappelons également que l'empereur Léon, ayant trouvé l'écuyer Théophane dans la couche de l'impératrice Irène, le punit de la même manière que devait plus tard employer Fulbert à l'endroit d'Abélard.

Chez les Huns, les adultères étaient coupés par le milieu du corps, après que l'homme avait été dépouillé de ses organes virils.

De même les Gaulois avaient utilisé l'éviration en tant que moyen de répression légale. La loi salique porte que tout esclave coupable d'adultère, devra être mutilé [1]. Le vol était passible de la même peine et quiconque avait commis un larcin d'une valeur de quarante deniers était fait eunuque, s'il était esclave [2].

1. *Servus qui cum aliena ancilla mœchatus fuerit, ea mortua, castretur.* (Titre XXIX, *De adult.,ancill.*)

2 *Servi qui quidpiam valens quadraginta denarios furati es-*

Mais par la suite, il arriva, certain jour, que ce fut non plus le voleur, mais le volé qui y laissa le témoignage de ses facultés viriles : « L'an 1585, raconte Fabrice de Hilden, un paysan allant à l'emplette à La Marche, ville en France, et portant sa bourse, qui étoit bien garnie, attachée au col, fut épié par un coupeur de bourses, lequel ayant songé comment il la pourrait couper, remarqua que quand il se penchoit sur le devant, cette bourse lui pendoit dans les chausses, et que, quand il se relevoit, elle remontoit jusque sur le nombril : ce filou l'ayant veu dans une boutique où il marchandoit, s'approcha bellement, et fourrant sa main par la fente des chausses, empoigna en même temps la bourse et le membre qu'il coupa tout d'un coup : le misérable tomba par terre et mourut à l'instant. » L'auteur ne dit pas si la peine du talion fut appliquée à ce voleur maladroit.

Au moyen âge, la castration devint la sanction habituelle de toutes les formes du libertinage : « Et on lui coupa *le* et *les*, à cause qu'il était hérite et sodomiste »,dit quelque part Froissart dans ses *Chroniques*.

Parmi les coupables qui subirent alors ce supplice, l'histoire cite les frères Launay, convaincus d'avoir séduit les filles du roi Philippe le Bel, et Roger de Mortemer que sa liaison criminelle avec Isabelle de France désigna aussi aux coups du bourreau.

Pourtant aucune disposition de notre ancien droit ne reproduit cette barbare pénalité,et depuis lors on

---

sent, *castrari jubebantur in pœnam.* (Titre XIII, *De furt. servor.*)

se montra en tout cas moins sévère pour les larrons d'honneur.

Jusqu'à l'apparition du Code Napoléon, en France, le délit d'adultère était chose arithmétiquement taxée, selon la gravité du cas, soit qu'il n'eût subi qu'un commencement d'exécution, soit qu'il eût été au contraire irrémédiablement consommé. Ainsi le fait de lever les jupes d'une femme à hauteur des genoux était puni d'une amende de six sols, trente-cinq francs environ ; si les jupes avaient été soulevées davantage, de façon à opérer une entière nudité d'un côté ou de l'autre, l'amende alors s'élevait à douze sols ; enfin si l'adultère avait été commis, le coupable devait payer une somme de deux cents francs.

Aujourd'hui l'on sait que l'amende dans ce cas peut atteindre deux mille francs et que le législateur y a adjoint, pour sauvegarder les bonnes mœurs, une peine de deux mois à trois ans de prison. Le tarif pénal, on le voit, s'est élevé, tout au moins en principe. Resterait à savoir si le niveau moral a subi une progression parallèle ?

Les lois anciennes, en Espagne, décrétèrent également la castration contre les adultères. Plus tard, Charles-Quint les frappa de la peine capitale.

Chez les Polonais, à l'exemple de ce qui se passait jadis chez les Sarmates, l'homme était cloué à une poutre par les organes génitaux. Puis on lui mettait en main un rasoir et libre à lui alors de se rendre eunuque s'il en avait le courage.

Les peuplades sauvages, pour la répression des mêmes délits, ont de tous temps employé des moyens analogues. En pays berbère, l'homme est d'abord mutilé, puis lapidé, ainsi que sa complice, par les assistants.

Jaybert [1] raconte qu'à Wydah une femme du roi ayant été surprise en compagnie d'un noir, celui-ci fut d'abord placé sur une petite élévation où il servit de cible à plusieurs grands qui s'exercèrent à lui lancer des sagaies. Puis, sous les yeux de la coupable amenée auprès de lui, on lui trancha les parties sexuelles et on l'obligea à les jeter lui-même dans le feu. Enfin l'exécuteur fit descendre dans une sorte de fosse la femme et son complice et les arrosa peu à peu d'eau bouillante. Cet affreux supplice prit fin lorsque le roi, qui surveillait jalousement les souffrances des misérables, eut donné l'ordre de les ensevelir, respirant encore, sous des pelletées de terre.

Mais l'adultère ou le viol ne furent pas les seuls motifs de castration pénale. Rappelons en effet que sous Henri II d'Angleterre, la peine de la castration était réservée aux prêtres réfractaires à un édit du roi lancé contre Thomas Becket, et ayant pour objet de maintenir l'intégrité des traditions nationales (Herbert).

L'Orient, où l'eunuchisme sévit encore à l'heure actuelle, nous fournira un dernier exemple de ces cruelles coutumes.

Au lendemain de l'assassinat de l'infortunée Min, impératrice de Corée, en 1895, l'empereur ouvrit toutes grandes les portes du palais à sa favorite Om. Celle-ci prit dès ce moment un ascendant considérable sur l'esprit de l'empereur, et elle parvint même

1. Jaybert. *De l'adultère dans les différents âges et chez les différentes nations* 1862.

à faire reconnaître un de ses fils comme prince héritier.

« Malheur alors aux trouvères coréens qui allaient de ferme en ferme chanter, pour une écuellée de riz ou une poignée de poissons secs, les louanges ironiques de cette impératrice de la main gauche ; car les imprudents chanteurs, saisis par une police ayant quelques notions de chirurgie, subissaient cette vivisection dont se glorifia Origène et qu'Abélard pleura sa vie durant. »

Une lettre de cachet, dont la conséquence aurait été pour le persifleur un séjour plus ou moins prolongé à la Bastille, voilà qui eût suffi à apaiser, en pareille occurrence, le ressentiment d'une Pompadour ou d'une du Barry. On prétend même que cette dernière, bonne fille au demeurant, se montrait volontiers accueillante aux pamphlétaires qui l'avaient le moins ménagée dans leurs épigrammes. Les mœurs varient avec les latitudes : au pays du Matin-Calme, les favorites entendent moins bien l'ironie.

Si encore les sbires de la pseudo-impératrice s'étaient contentés de couper les oreilles aux coupables, comme cela se pratiquait jadis? Suivant la tradition, en effet, la perte de ces organes entraînerait l'impuissance et c'est pour cela sans doute que l'excision des oreilles s'est substituée en différents endroits à la castration.

A Paris, c'était au carrefour Guilleri, où le pilori dressait sa masse redoutable, que l'on pratiquait l'*essorillement* des voleurs. Parfois l'on épargnait l'oreille droite, mais on coupait toujours l'oreille gauche « à cause d'une veine correspondante avec les organes de la génération ».

Dulaurens cite ce genre de châtiment destiné à empêcher les criminels de faire souche et de transmettre leurs propres vices à leurs descendants. A l'appui de cette croyance, Planque rapporte dans sa *Bibliothèque de médecine* le cas d'un soldat marié et père de trois enfants, à qui l'on coupa les oreilles pour différents méfaits et qui, depuis lors, ne ressentit plus aucun désir charnel.

Quelques tribus sauvages usent encore du même procédé à l'égard des adultères, dans le but probable d'éteindre en eux les facultés viriles : il en est ainsi au Gabon, et en Amérique, dans la province du Missouri. A Commendo, ville de la Guinée anglaise, on ampute les parties viriles du coupable, s'il est esclave ; au cas contraire on se contente de lui couper une oreille et de le condamner à payer autant d'or que la femme en a reçu en douaire.

A quelles sources remonte donc ce curieux usage ? Et faut-il attribuer aux Scythes la découverte fortuite des rapports étroits qui unissent les oreilles aux organes de la génération, au dire d'Hippocrate ?

Cet auteur nous apprend en tout cas que les Scythes souffrant fréquemment de maux des aines ou des jambes, en raison de l'abus exagéré qu'ils faisaient du cheval, tentaient d'y remédier par la saignée pratiquée derrière l'oreille, au niveau des veines auriculaires. Or, cette opération avait pour effet de les rendre stériles, ce qui accrédita cette légende que le sperme s'élaborait dans le cerveau [1].

---

1. Aristote (Probl. X, 57) croyait également que la semence descend du cerveau aux parties viriles en suivant l'axe vertébral. Et telle était, pensait-il, la raison pour laquelle les eunu-

Les Scythes, ignorant la cause de leur impuissance, ne manquèrent pas de l'attribuer au courroux de quelque divinité offensée. Précisément, Hérodote rapporte qu'ils avaient mis à sac le temple de Vénus Uranie, situé à Ascalon, après être entrés en Palestine. C'était donc bien là une vengeance de la déesse irritée, qui avait frappé d'une maladie féminine (θηλεια νουσος) tous ceux qui prirent part à ce sacrilège, eux et leur descendance. Les autres Scythes les qualifièrent dès lors εναρεες, qui signifie : *androgynes*.

Tout cela n'a d'autre intérêt que le charme naïf émané des vieilles légendes. Mais il n'en est pas moins exact que la perte des oreilles peut déterminer, à l'exemple des mutilations génitales, un état neurasthénique dont la conséquence fréquente est la diminution ou la perte totale de l'appétit vénérien.

Quant à cette opinion, reprise par les commentateurs arabes, que le sperme devait avoir son origine dans la tête puisqu'une simple saignée préauriculaire pouvait rendre impuissant, les Orientaux semblent en avoir fait justice — et l'on s'accorde généralement à leur reconnaître, en matière d'eunuchisme,

ques ne devenaient jamais chauves : « N'est-ce pas parce qu'ils ont beaucoup de cervelle ? Et cette disposition ne tient-elle pas à ce qu'ils n'ont jamais de rapports sexuels avec les femmes ? La semence, en effet, vient du cerveau. C'est par la même raison que les femmes et les enfants ne sont jamais chauves. »

Ambroise Paré estimait de même que « la plus grande partie de la semence vient du cerveau, mais le total procède de tout le corps universel, et de chacune partie tant solide que molle. » Ailleurs il qualifie le liquide séminal : « L'excrément humide et bénin, qui vient la plus grande part du cerveau. »

quelque compétence. Jusqu'à présent en tout cas, ils n'ont rien changé aux procédés cruels que leur a légués la tradition, et ce n'est pas tant sur la perte de leurs oreilles que continuent à gémir les mélancoliques gardiens de leurs innombrables moitiés.

CHAPITRE IV

L'EUNUCHISME DANS L'ANTIQUITÉ

> « Il y a plus de quatre mille ans qu'on
> parle d'eunuques dans le monde ; l'his-
> toire sainte et l'histoire profane font men-
> tion d'une infinité de personnes de cette
> nature qu'elles ne mettent ni au rang des
> hommes,ni au rang des femmes, et qu'el-
> les appellent une troisième sorte d'hom-
> mes [1]. »
>
> ANCILLON.

L'eunuchisme est originaire de l'Orient. La religion, les mœurs guerrières, tout avait contribué au
plus haut degré à favoriser son développement.Mais
à ces causes que rien cependant ne saurait justifier,
il faut joindre un autre motif moins avouable encore:
la pédérastie, qui sévit de tous temps chez les Asiatiques.

C'était en effet dans un but de luxure raffinée
que les Perses ou les Assyriens faisaient le plus
souvent émasculer les enfants qu'ils emmenaient en
esclavage. Plusieurs auteurs, Claudien entre autres,

---

1. Ch. Ancillon. *Traité des eunuques*, 1707.

dans son ouvrage satirique contre Eutrope, l'eunuque fameux d'Arcadius, ont fait allusion à cette origine.

On verra plus loin quelles modifications profondes la castration apporte dans l'organisme. Qu'il nous suffise de signaler pour l'instant le trait caractéristique de cette transformation, à savoir l'évolution évidente vers la plastique féminine que subit le malheureux mutilé : la croissance de la barbe est entravée, les contours s'arrondissent, la hanche devient plus large, l'épaule plus tombante. Aussi les Orientaux, livrés à leurs habitudes dissolues, préféraient-ils souvent les beaux eunuques aux femmes elles-mêmes.

En dehors de toute souillure, on serait presque tenté de croire que le simple spectacle de ces eunuques imberbes et de tournure efféminée ait été agréable aux princes et aux grands. Mais il faut convenir qu'ils ne furent pas toujours l'objet d'une admiration aussi platonique, et le rôle que jouèrent Hermotime auprès de Xerxès, Ménophile auprès de Mithridate, tant d'autres encore, leur a acquis une renommée toute spéciale.

Les diverses sortes d'eunuques paraissent avoir été désignés à cette époque du terme général de Bagoas. Un eunuque égyptien de ce nom empoisonna Artaxercès Ochus et Arsès, rois de Perse, et fut ensuite mis à mort par ordre de Darius Codoman vers 336 avant Jésus-Christ. On ne doit pas le confondre avec Bagoa, eunuque persan aimé d'Alexandre, et qui fit mettre à mort un seigneur nommé Orsinès, accusé de l'avoir traité de concubine. Un autre Bagoa fut général d'un Ptolémée d'Égypte. De même l'eu-

nuque d'Holopherne qui, sous les murs de Béthulie
assiégée, conduisit Judith dans la tente de son maître, s'appelait Bagoa.

Les fouilles exécutées naguère par Layard, puis
par Mme Dieulafoy sur l'emplacement de l'ancienne
Ninive, ont mis à jour de nombreuses figures d'eunuques, sculptées en bas-relief sur les murs des palais
assyriens. Nombre de ces monuments remontent à
un millier d'années environ avant notre ère. Un peu
partout, au travers des cortèges, les eunuques y sont
figurés avec leur face glabre, leurs grosses joues,
leur double menton imberbe, formant un contraste
étrange avec les seigneurs barbus et tiarés (fig. 9).
Très nombreux dans ces cortèges royaux, ils nous
apparaissent tour à tour comme échansons, musiciens,
pannetiers, cuisiniers des cuisines royales, quelquefois
aussi en qualité d'intendants militaires ou de personnages civils de haut rang. On voit en définitive
qu'il ne leur était dévolu aucune charge ni aucune
attribution particulière : seulement lorsqu'ils avançaient en âge et qu'un réseau de rides précoces commençait d'envahir leur visage imberbe, on leur con-
fiait, dans l'intérieur du palais des princes ou du
souverain, différentes fonctions en rapport avec leurs
aptitudes personnelles.

L'eunuchisme était du reste regardé, parmi ces
peuples, comme une coutume très normale, et les
eunuques étaient en droit de prétendre aux plus
hautes fonctions si leur habileté les en rendait dignes.

Après chaque campagne il était d'usage de choisir,
parmi les enfants mâles des nations vaincues, ceux
qui paraissaient montrer l'intelligence la plus vive,
et tout en les destinant à la castration, on entou-

rait leur jeunesse des soins les plus éclairés. Dès
leur arrivée dans le royaume, ils passaient aux mains
des eunuques, qui avaient pour mission de les ins-

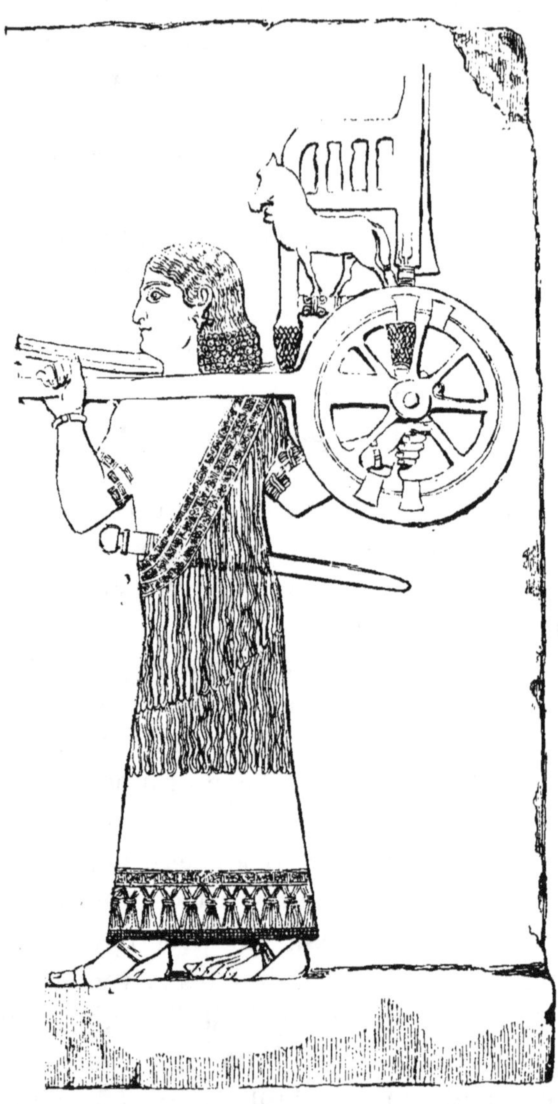

Fig. 9. — Eunuque portant un char.
Fragment d'un bas-relief assyrien (Musée du Louvre).

truire, et ces derniers s'acquittaient de leur tâche avec toute la sollicitude maternelle qu'ils apportent en général à ces sortes d'emplois [1].

Parvenus à l'âge d'homme, ces mêmes enfants consacraient le meilleur de leur dévouement et de leur intelligence au pays dont ils étaient devenus en quelque sorte les fils adoptifs. Beaucoup parvenaient à des charges importantes, et le monde antique nous a gardé la mémoire de ministres avisés et de conquérants illustres émasculés dans leur prime jeunesse.

C'est à ces eunuques que les rois confiaient les missions les plus délicates. Ils étaient les véritables conseillers du prince, « l'œil et l'oreille » du souverain. On les trouve mêlés à tous les événements

---

1. Ces coutumes étaient encore de pratique courante au xvii" siècle et Tavernier écrivait à cette époque : « Ceux qui possèdent des charges dans l'Empire viennent tous généralement des enfans pris en guerre, ou envoyez en présens par les Bachas, et des enfans de tribut qu'on enlève à l'âge de neuf ou dix ans d'entre les bras de leurs mères, dans toutes les provinces conquises par les princes othomans. Ils doivent être les uns et les autres de parens chrétiens...

« Le Grand Seigneur ayant le choix de tous ces jeunes enfans, les mieux faits et qui promettent le plus, sont distribuez en divers serrails, pour y être instruits en la foy de Mahomet, et en toutes sortes d'exercices. C'est de l'élite de ces derniers que l'on remplit celuy de Constantinople et il faut les distinguer en deux ordres. Le premier et le plus relevé est celuy des Ichoglans, destinez pour les grandes charges de l'Empire, et en qui, outre les perfections du corps, on a découvert un beau génie, propre à une belle éducation et à les rendre capables de servir un jour le Prince. Le second, des Azamoglans, employez à des offices où il n'est besoin que de la force du corps. » (Tavernier. *Relation de l'intérieur du serrail du Grand Seigneur*, Paris, 1675.)

de l'histoire des peuples de l'Orient, et Plutarque nous donne le récit de la fin tragique de l'un d'entre eux, nommé Mésabates, que Parysatis, mère de Cyrus et d'Artaxercès, sacrifia à sa vengeance.

Cyrus avait tenté de s'emparer du trône de Perse peu de temps après l'avènement de son frère. Dans ce but, ayant levé en grand secret une armée de mercenaires, il vint offrir la bataille à Artaxercès dans la plaine de Cunaxa. Mais le sort ne lui fut pas propice, et là où il était venu chercher, sinon la gloire, du moins la fortune et la réalisation de ses rêves ambitieux, il ne trouva qu'une mort misérable.

Or, ce fut à Mésabates, un de ses eunuques préférés, qù'Artaxercès, selon la coutume des Perses, confia le soin de trancher la tête et la main droite de son frère, tué au cours de la bataille. A partir de ce jour, Parysatis conçut une haine farouche contre l'eunuque, car elle aimait, en dépit de sa trahison, ce fils révolté que la mort lui avait ravi et pour lequel elle n'avait jamais cessé de témoigner d'une coupable faiblesse.

« C'était, dit Plutarque, une femme fort adroite, qui avait naturellement beaucoup d'esprit et qui jouait aux dés à la perfection... Un jour donc, s'avisant que le roi était inoccupé et qu'il ne pensait qu'à se divertir, elle lui proposa de jouer aux dés mille dariques. Le roi joua, perdit, et paya les mille dariques. Mais feignant d'en être fâchée et de se piquer au jeu, Parysatis le pressa de jouer encore, et de vouloir bien cette fois jouer un eunuque. Le roi, ne soupçonnant pas sa noire perfidie, y consentit, et il fut décidé que chacun d'eux excepterait de son côté cinq de ses propres eunuques. Le gagnant ferait alors son choix parmi tous les autres, et le perdant devrait le livrer aussitôt.

« Ces conditions faites, ils se mettent à jouer. La reine apporte à ce jeu toute son application, y déploie tout ce qu'elle a de science et d'adresse, et favorisée d'ailleurs par les dés, elle gagne et choisit Mésabates, que par mégarde le roi n'avait pas mis au nombre des exceptés.

« Aussitôt qu'elle l'eût en son pouvoir, Parysatis livra l'eunuque aux bourreaux, et leur ordonna de l'écorcher tout vif, de le coucher ensuite en travers sur trois croix dressées à deux pieds de distance l'une de l'autre, d'étendre enfin sa peau sur des pieux fichés en terre tout auprès. Tout cela fut exécuté.

« A la nouvelle de ce cruel supplice, le roi entra dans une violente colère, mais elle, sans s'en mettre autrement en peine, le plaisanta sur son inconcevable sensibilité : « Vraiment, je vous trouve bien délicat de vous fâcher pour un méchant décrépit d'eunuque. Et moi qui ai perdu mille dariques, que j'ai bel et bien payés, je ne dis mot cependant, et je m'estime satisfaite [1]. »

Le roi ne fit donc aucun éclat : la vengeance expéditive de Parysatis était alors un trait de mœurs trop commun pour qu'il fût en droit de paraître s'en soucier outre mesure.

Dès cette époque les eunuques étaient chargés de veiller à la fidélité des femmes. Leur présence dans le gynécée ne pouvait en effet porter ombrage aux princes et aux grands.

---

1. Plutarque. *Vie des hommes illustres.* Traduc. Dacier.

Hérodote, Xénophon ont du reste vanté leur fidélité éprouvée à l'égard de leurs maîtres. Pourtant ils y manquèrent quelquefois puisqu'on fut amené à reconnaître que la disparition des facultés viriles chez les individus privés seulement des testicules était des plus imparfaites, et que l'eunuque ainsi mutilé n'était pas sans offrir de sérieux inconvénients.

L'opération primitive se compléta en conséquence de l'excision de la verge et l'on émascula entièrement les gardiens de harem pour les empêcher d'assouvir les désirs qui persistent assez souvent en eux.

C'est encore, à l'heure actuelle, le procédé qu'emploient les Turcs, et la tradition attribue l'initiative de cette prudente mesure au sultan Amurat III. Certain jour en effet, le sultan avait aperçu un cheval hongre occupé à saillir une jument. Cette constatation l'ayant plongé dans la plus grande perplexité, il fit le jour même enlever à ses eunuques le complément de leurs organes générateurs, pour plus de sécurité personnelle. Ce n'est là du reste qu'une légende, car le procédé de l'éviration totale est bien antérieur au xvi⁰ siècle.

En tout cas, semblable opération paraissait devoir mettre à l'abri du soupçon la fidélité des eunuques. Et ne serait-ce pas de cette fidélité si chèrement acquise que le terme sous lequel on les désigne tirerait son origine ? Saint Épiphane dérive en effet *eunuque* du verbe εὐνοεῖν (*avoir de bons sentiments*). De même Scaliger (*Exerc.* 277.3) εὖ νοῦν ἔχειν, *bonam mentem habere* [1].

1. Il est plus prudent toutefois de s'en tenir à l'étymologie généralement adoptée, qui fait dériver ce mot de 'εὐνή, *lit*, ἔχειν, *garder*. Eunuque, εὐνοῦχος, ne signifie donc pas autre

.

Dans l'Égypte ancienne, il y avait également des eunuques, et l'on a prétendu que ce furent les Babyloniens et les Perses qui importèrent en ce pays la coutume de la castration, lors de leurs premières incursions sur les rives du Nil.

Les peintures murales et les bas-reliefs sont moins explicites à ce sujet que ceux découverts à Ninive. Il est en effet très difficile, comme l'a fait remarquer Breasted, d'identifier les eunuques sur les monuments que le temps a épargnés : on ne peut se baser sur l'absence de barbe pour établir un témoignage approximatif, le visage de tous les personnages étant absolument glabre.

Rosellini déclare cependant en avoir trouvé sur certains monuments, et Lepsius donne une peinture de deux eunuques, copiée sur une tombe à Beni-Hassan, qui montre clairement leur état, selon lui, en raison de leur aspect imberbe et de leur adiposité.

Malgré la difficulté d'identification des personnages, il n'en est pas moins démontré que les eunuques existèrent de tous temps chez les Égyptiens, et quelques-uns de leurs souverains mêmes furent des castrats.

Fut-il également eunuque, cet Akhounaton qui suscita une révolution religieuse en Égypte, et renversa les statues des autres dieux pour leur substituer le culte du soleil ? C'est, en tous cas, une phy-

chose que gardien de la chambre à coucher. Comme ce serviteur était châtré, εὐνοῦχος et ses dérivés ont pris le sens de *mutilé, impuissant, stérile.* Cette déviation du sens étymologique est du reste fréquente dans toutes les langues.

sionomie curieuse. L'historien Mariette, tout en le déclarant homme, pensait qu'il avait peut-être été fait prisonnier au Soudan et mutilé, ce qui eût expliqué ses formes efféminées, pareilles à celles d'un castrat. Tel est en effet le caractère invariable des représentations que l'on possède de ce roi égyptien. « Plusieurs de ses statues lui prêtent une grâce alanguie, presque maladive, qui ne manque pas de dignité[1]. » « Toujours est-il que ce soi-disant eunuque aima à la passion sa femme Nofrîtîti[2] et qu'il en eut six filles. Il mourut jeune et son corps fut inhumé dans la montagne, à l'est d'El-Amarna, au fond d'une gorge où son tombeau est demeuré perdu jusqu'à nos jours. C'est tout auprès que fut découvert un buste du souverain iconoclaste, récemment acquis pour le musée du Louvre par les soins éclairés de M. G. Bénédite, et qui constitue l'un des plus purs joyaux de l'art égyptien. La tête affinée, empreinte

---

1. Maspero. *Hist. anc. des peuples de l'Orient.*

2. M. Bénédite a même voulu voir dans cet amour une origine possible de la mutilation subie par Akhounaton : « On peut supposer qu'Akhounaton, influencé et en quelque sorte comprimé dans sa jeunesse par sa mère Tii, épris ensuite d'une passion désordonnée pour sa femme qu'il assied sur ses genoux et caresse sans le moindre respect humain devant toute sa cour, puis pleinement satisfait de n'avoir procréé que des filles, homme de gynécée par-dessus tout, ait poussé l'aberration et le déséquilibre jusqu'à vouloir changer de sexe : ces choses-là ne sont pas sans exemple. Aussi bien le roi, dans une pensée de complète égalité, descend au niveau de sa femme qu'il élève par contre, en l'investissant du droit de partager ses insignes. »

(G. Bénédite. A propos d'un buste égyptien. in *Monuments et mémoires* publiés par l'Académie des Inscriptions et Belles-Lettres. 1er fasc. du tome XIII.)

d'une mélancolie étrange, est coiffée du lourd *kho-prash* ou casque de guerre qui accentue encore son

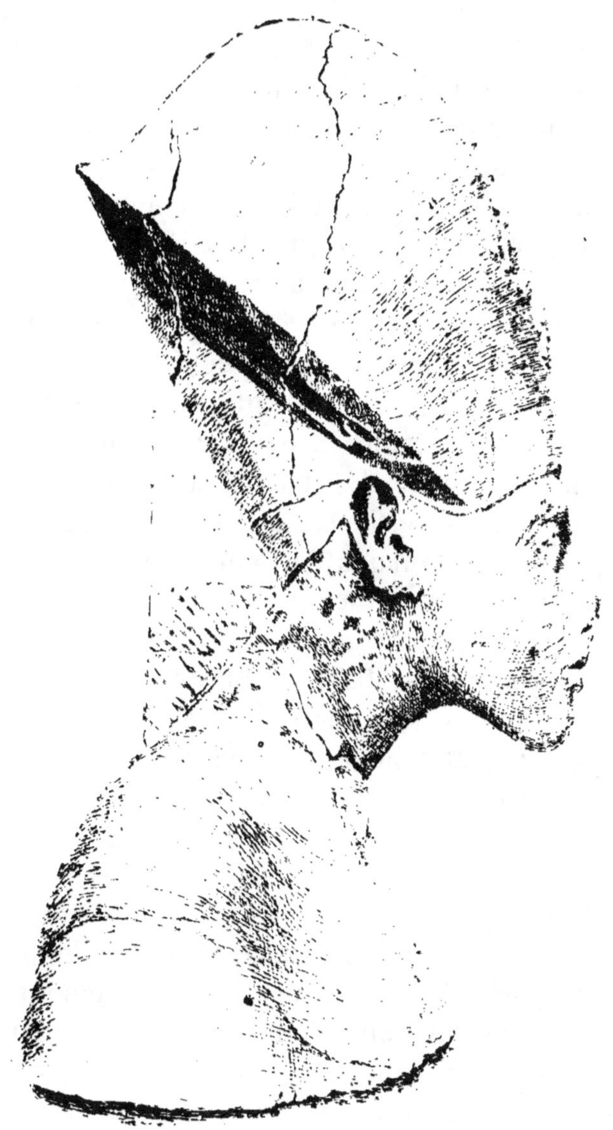

Fig. 10. — Le roi Akhounaton. (Buste du Musée du Louvre.)

attitude fléchissante, son expression lassée : telle quelle, l'œuvre est un spécimen des plus curieux de cet art réaliste où excellèrent parfois les Égyptiens (fig. 10). Mais le problème reste entier : Akhounaton était-il eunuque, comme le pensait Mariette, ou non ? Ou bien son gynécomorphisme relevait-il d'une tare physiologique ? La question ne sera sans doute jamais résolue.

Il convient de rappeler ici une particularité observée en Égypte aussi bien que chez les Hébreux : les officiers du palais qui occupaient auprès des pharaons les charges les plus élevées, ceux qu'on appelait des eunuques, n'étaient sans doute désignés de la sorte que parce que les premiers titulaires de ces emplois avaient été de véritables castrats. Plus tard, ils n'eurent plus à subir cette dégradante mutilation, réservée désormais aux prêtres de certains collèges. Ainsi Putiphar, qui est pourtant qualifié dans la Genèse eunuque de Pharaon et prince de l'armée, était marié et père d'une fille nommée Asenech.

Un des premiers, Voltaire semble avoir suggéré cette idée que le mot « eunuque » était devenu peu à peu synonyme d' « attaché aux princes ». « Il se peut, écrit-il à propos de certains passages de la Genèse, que dans des temps très postérieurs le mot *eunuque* fût devenu un titre d'honneur et que les peuples, accoutumés à voir ces hommes dépouillés des marques de l'homme, parvenus aux plus grandes places pour avoir gardé des femmes, se soient accoutumés enfin à donner le nom d'eunuques aux principaux officiers des rois orientaux : on aura dit l'eunuque du roi, au lieu de dire le Grand Écuyer, le Grand Échanson du roi. »

*
* *

A l'exemple de l'Égypte, et parce qu'elle était une des premières nations occidentales avec laquelle les Orientaux prirent contact, la Grèce devait subir, elle aussi, l'influence de leur amollissante civilisation. Elle y était d'ailleurs préparée de longue date et le « vice grec », qui paraît s'être propagé à la faveur des exercices gymniques, n'était pas un vain mot.

« Ce vice, dit Lucien, se répandit partout et on foula aux pieds les lois de la nature. Il se trouva un homme qui le premier prit son semblable pour une femme et sur lequel, par violence ou par ruse, il exerça sa lubricité, et c'est ainsi que deux individus du même sexe s'accouplèrent dans la même couche et n'eurent pas honte de ce qu'ils faisaient et de ce qu'ils laissaient faire sur eux.

Quelques-uns, dans le dernier abrutissement de cette vie abjecte, allèrent jusqu'à s'enlever avec le fer les parties qui leur donnaient le caractère d'hommes, et crurent mettre le comble à leur voluptueuse infamie en s'arrachant les signes de la virilité.

Mais ces malheureux ne restaient pas plus long-temps hommes et un type équivoque d'un sexe double leur faisait bientôt perdre le caractère de leur nature primitive ; ils ne savaient même plus à quel genre ils appartenaient. La force de la jeunesse ne les épuisait que plus vite, et pendant qu'on les comptait encore parmi les adolescents, ils étaient déjà des vieillards ; il n'y avait pas pour eux d'âge intermédiaire. »

C'étaient ces êtres ambigus, qui dans la Grèce asiatique servaient de mignons aux princes et même aux grandes dames, car « aucun genre de volupté ne leur était inconnu ». Ils se réunissaient en grand nombre dans certains endroits de prédilection, dans les thermes en particulier, et les bains d'Halicarnasse offrirent longtemps un abri tutélaire à leurs pratiques.

L'art plastique des Grecs, surtout dans l'école de Praxitèle, s'inspira des formes molles et féminines, des musculatures enveloppées de ces eunuques qu'on désignait du nom d'*androgynes* ou de *gynandres*. L'une des plus célèbres représentations que nous en ait laissées la statuaire antique est celle d'un favori de l'empereur Adrien, le bel Antinoüs. Lorsqu'il mourut, des temples furent élevés à sa mémoire dans toute l'étendue de l'Empire, et l'empereur, inconsolable, fit reproduire son image par les artistes les plus fameux.

Du reste, on est obligé de reconnaître que cette forme de dépravation sévissait plus particulièrement dans un milieu élevé. Le peuple, les échelons inférieurs de la société grecque, pour s'abandonner de temps à autre aux plus honteuses débauches, présentait là comme partout ailleurs un fond de simplicité chaste qui était le sûr garant de son intégrité morale.

Au dire de Philostrate, les eunuques étaient même un objet de réprobation pour la masse des Grecs. Toutefois, ces derniers se servirent sans aucun scrupule des esclaves mutilés à l'étranger ou dans leurs propres colonies. Le mépris qu'ils étaient censés leur inspirer ne l'emportait point sur leur amour du négoce et les Grecs furent de bonne heure les pourvoyeurs habituels de toutes les nations de l'antiquité.

A cette époque le commerce des castrats était tenu

pour l'un des plus lucratifs et il existait de véritables entrepôts d'eunuques dans les îles de Chio et de Délos[1]. Ceux qui se livraient à ce trafic ne s'occupaient guère de la vente des autres esclaves, et l'histoire d'Hermotime, que rapporte Hérodote[2], paraît prouver que les malheureux qui étaient passés par les mains de ces traitants leur vouaient parfois une haine tenace, d'ailleurs justifiée :

« Hermotime Pédasien, qui fut le plus considérable des eunuques de Xerxès, avait tout jeune été vendu à un certain Pannonius, de l'île de Chio. Cet homme vivait d'un commerce infâme : il achetait les jeunes garçons de bonne mine, les faisait eunuques et les menait à Éphèse, où il les vendait très cher ; car la fidélité des eunuques les rend, chez les Barbares, plus précieux que les autres hommes. Pannonius qui vivait, dis-je, de ce trafic, fit eunuques un grand nombre de jeunes garçons et, entre autres, Hermotime.

« Cet Hermotime ne fut pas malheureux en tout : conduit de Sardes au roi, il parvint, avec le temps, auprès de Xerxès, à un plus haut degré de faveur que les autres eunuques.

« Tandis que le roi était à Sardes et qu'il se disposait à marcher avec ses troupes contre Athènes, Hermotime étant allé pour quelques affaires dans un canton de la Mysie cultivé par les habitants de Chio, y rencontra Pannonius. L'ayant reconnu, il lui témoi-

1. « Deliaci manu recisi. » (Pétrone. *Satyric.*)
Le marché d'Éphèse était également très renommé et les Sardes et les Perses venaient s'y approvisionner de ces serviteurs ncomplets.
2. Hérodote (liv. VIII).

gna beaucoup d'amitié, et commençant par un grand détail des biens qu'il lui avait procurés, il passa ensuite à ceux qu'il promettait de lui faire par reconnaissance s'il voulait venir avec toute sa famille demeurer chez lui.

« Pannonius, charmé de ses offres, se rendit chez Hermotime avec sa femme et ses enfants. Quand celui-ci l'eût en sa puissance avec toute sa famille : « O le plus scélérat de tous les hommes, lui dit-il, toi qui gagnes ta vie au plus vil métier, quel mal t'avions-nous fait, moi et les miens, à toi ou à quelqu'un des tiens, pour m'avoir privé de mon sexe et m'avoir réduit à n'être plus rien ? T'étais-tu donc imaginé que les dieux n'auraient aucune connaissance de ton action ? Scélérat ! par un juste châtiment, ils t'ont fait tomber entre mes mains au moyen d'un appât trompeur, afin que tu ne puisses te plaindre du châtiment que je vais t'infliger. »

« Après ces reproches il se fit amener les quatre enfants de Pannonius, et le força à les mutiler lui-même. Pannonius s'y voyant contraint le fit, et cet ordre fut exécuté. Hermotime obligea ensuite les enfants à faire la même opération à leur père. C'est ainsi que fut puni Pannonius et qu'Hermotime se vengea. »

De même qu'en Orient, les Grecs surent mettre à profit l'inclination naturelle des eunuques envers les enfants : ils étaient chargés d'instruire les fils de leurs maîtres et leur servaient de mentors. Le plus grand nombre de ces eunuques pédagogues étaient des esclaves venus de l'étranger et, dans la comédie grecque, ils portent généralement le nom de leur pays d'origine : Geta, Daos, Syros.

Dès cette époque, pourtant, quelques écrivains se refusaient à leur reconnaître une intelligence élevée, et Lucien, qui les avait en souverain mépris, les exclut de la profession de philosophe qu'il considérait comme bien au-dessus de leurs moyens intellectuels.

*
* *

> *« Roma* quod inverso delectaretur amore
> Nomen ab inverso nomine fecit *amor* [1]. »

Bien qu'ils paraissent s'être répandus de bonne heure chez les Phéniciens et les Carthaginois, on ne trouve pas d'emplois d'eunuques à Rome, tant que la puissance romaine demeure limitée à la péninsule italique. Mais lorsque le pouvoir impérial commença de s'étendre vers l'Orient, des rapports plus constants s'établirent entre les Romains et les peuples vaincus, et les eunuques, ces « agents de l'Orientalisme », importèrent dans la péninsule, comme auparavant en Grèce, les mœurs des contrées d'où ils provenaient.

Les plus anciens de ces immigrants furent les prêtres de Cybèle ou d'Isis, ceux qu'Horace qualifie *mendici*, mendiants, interprètes de songes, passant volontiers pour simples d'esprit, mais en réalité parasites dangereux et habiles intermédiaires fort prisés des femmes et de leurs amants.

N'étaient-ils pas d'ailleurs tout désignés pour un

---

1. Rome, qui se délectait dans l'amour à rebours, a fait *amour* de son nom retourné. (Jean Dorat.)

pareil office, ces ministres d'une déesse que les courtisanes vénéraient comme leur protectrice, et dont le temple leur servait de lieu de rendez-vous ?

Peu à peu le nombre des eunuques alla se multipliant dans le monde latin et, grâce à eux, la « luxure asiatique », pour employer le mot de saint Augustin, gagna le peuple qui avait asservi le monde, et donné l'exemple des plus hautes vertus civiques.

Encore ne faudrait-il pas charger leur mémoire de tous les crimes, et doit-on se rappeler que Tarquin le Superbe faisait déjà castrer des enfants pour mieux satisfaire ses goûts hors nature. C'étaient du reste les fils de Romains du premier rang que l'on exilait dans quelque île éloignée lorsque leurs récriminations devenaient par hasard trop bruyantes.

Quelle que soit l'authenticité du fait, il n'en demeure pas moins que, dès l'instant où l'usage de la castration se fut établi dans les mœurs de Rome, elle progressa rapidement et les eunuques ne tardèrent pas à supplanter les affranchis dans la faveur impériale.

Nombre d'émasculés prirent part aux orgies de Néron. L'empereur osa même épouser en grande pompe l'un d'entre eux, Sporus, revêtu du voile nuptial, comme il avait naguère épousé son affranchi Doryphore ; et Juvénal nous apprend que ce fou couronné ne craignait pas de paraître dans sa litière sur la voie Flaminie, ayant à ses côtés son castrat Sporus auquel il prodiguait publiquement ses caresses.

Semblables folies souillèrent également le règne de Titus, qui s'entourait d'un troupeau d'eunuques et de gitons, *exoletorum et spadonum greges*. On vit même un Gracque épouser solennellement l'un de ces débauchés, car des prêtres osaient prêter la main à ces infamies.

L'on compte du reste les empereurs qui ne s'y soient pas abandonnés : après César, Octave, Tibère, Caligula, tous donnèrent au monde le spectacle de leurs orgies. « Rome, écrivait Juvénal[1], est devenue le rendez-vous où accourent en voiture, en bateau, tous ces gens qui se grattent la tête d'un seul doigt »; geste qui passait à Rome pour habituel aux libertins, et qui était en tout cas familier au vainqueur des Gaules. (Jeannel)

Dans cette civilisation corrompue, les eunuques occupaient déjà une place importante ; mais lorsque Byzance devint à son tour capitale de l'Empire, ces mêmes eunuques, que l'intrigue avait élevés jusqu'aux marches du trône, virent soudain leur rôle devenir prépondérant.

Les mœurs, un instant asservies à la discipline exacte que leur avait imposée l'empereur Trajan, se relâchèrent en effet sous Héliogabale, plus encore que par le passé. Ce singulier empereur aux joues rougies de fard, à la robe traînante, qui témoigna d'une passion insensée pour son eunuque préféré, Hiéroclès, avait toujours pour escorte quelques-uns de ces êtres mutilés auxquels il distribuait les postes les plus en vue.

Certain jour il lui prit fantaisie de céder l'Empire à un esclave aux formes athlétiques qu'il avait épousé en imitation du fils d'Agrippine. Enfin on a vu que ce prototype de l'inverti avait comblé la mesure de ses extravagances érotiques en se faisant lui-même émasculer[2].

1. *Sat.* IX.
2. Voir p. 28.

A la grande louange d'Alexandre Sévère qui monta ensuite sur le trône, Lampride [1] nous apprend que « ce prince chassa d'auprès de lui les eunuques et voulut qu'ils servissent sa femme à titre d'esclaves. Il n'en garda que quelques-uns et donna les autres en présent à tous ses amis, avec la permission, s'ils ne contractaient pas de bonnes mœurs, de les faire mourir sans qu'il fût besoin pour cela de l'autorité d'un jugement.

Tandis qu'Héliogabale avait été l'esclave des eunuques, Alexandre Sévère en réduisit le nombre, et borna leur service dans le palais aux bains des femmes. Il leur ôta non seulement les charges de receveurs et d'intendants qu'Héliogabale leur avait données, mais aussi celles qu'ils exerçaient auparavant. Il disait que les eunuques étaient un troisième genre de l'humanité ; qu'ils ne méritaient pas d'être employés, ni même regardés par des hommes, et qu'ils étaient à peine dignes de servir des femmes de distinction. »

Mais sous Constance II ils rentrèrent à nouveau en faveur et l'empereur leur accorda le droit de tester. L'eunuque Eusèbe, son favori, emplit le palais de ses compagnons d'infortune et il leur assura les places les plus lucratives. Ce fut à partir de cette époque qu'on vit de jeunes patriciens, issus de familles illustres, ambitionner une mutilation qui semblait leur donner un accès plus facile aux emplois élevés.

Ainsi l'histoire des castrats se retrouve partout dans l'histoire de Rome et de Byzance; l'écrivain P. Adam a dit l'influence considérable qu'ils exercèrent sur l'esprit de l'impératrice Irène: «... C'é-

1. Lampride. *Vie d'Alexandre Sévère*, ch. XXII.

taient eux qui régentaient la vie du palais, de cette cité énorme, de ses églises, ses trésors, ses trois mondes militaire, ecclésiastique, administratif[1]. »

Plus tard, lorsque le parti militaire eut porté Constantin au pouvoir, les principaux eunuques furent relégués dans les couvents de déportation, dans les montagnes du Taurus pour la plupart. Un monastère situé à Topos se composait entièrement de ces hommes incomplets.

Cependant la pédérastie ou, pour employer un terme plus récent, l'homosexualité, dont les eunuque s'étaient trop fréquemment montrés les fervents apôtres, avait envahi toutes les classes du monde latin. Les poètes même avaient chanté ces amours étranges, et après Virgile, Catulle, Tibulle ne rougirent pas davantage de montrer un attachement excessif envers de trop chers amis. Ces mœurs étaient à ce point répandues qu'au temps des Bacchanales, les hommes se livraient davantage à la débauche entre eux qu'avec les femmes: *Plura virorum inter sese quam feminarum esse stupra*[2].

A Rome, une rue entière, la rue des Toscans, était habitée par des invertis sexuels, désignés du nom de *pathici*, *pædicones*, qui n'avaient d'autres moyens d'existence que l'exploitation des vices de leurs contemporains:

In tusco vico, ibi sunt homines qui ipsi sese venditant.
(PLAUTE, *Curcul*, 490.)

Encore cet infâme commerce n'était-il pas tou-

---

1. P. Adam. *Irène et les eunuques*. Paris, 1906.
2. Tite-Live, XXXIX.13.

jours des plus rémunérateurs, et Juvénal ne ménage pas ses railleries à un certain Névolus que des amis peu généreux ont abandonné dans un complet dénûment : « Quel maigreur ! lui dit-il. Un malade, en proie depuis longtemps à la fièvre quarte, ne saurait être plus mal en point. »

Les *pathici* portaient pour la plupart la chevelure longue [1], mais ils s'épilaient avec soin tout le reste du corps. « Des hommes faisaient également métier d'épiler les jeunes garçons qui tenaient à ressembler à des femmes et à les remplacer au besoin [2]. »

C'étaient également ces barbiers, *tonsores*, qui se chargeaient d'émasculer les enfants pour les prostituer ensuite ou les vendre au plus offrant. Vers le iie siècle, à Rome, on pouvait se procurer un jeune esclave mutilé pour la somme d'un talent environ.

Bon nombre d'invertis professionnels étaient donc des eunuques, *spadones*. Leur costume, en harmonie avec leur métier, se composait généralement d'une longue toge traînante ou de vêtements souples et demi-transparents. Leur figure imberbe, leur voix féminine étaient choses très recherchées d'une certaine catégorie de débauchés.

Cependant la conscience publique réprouvait de pareils égarements et la voix de quelques écrivains ne cessait de les flétrir [3]. Mais les racines du mal étaient profondes. En vain Horace, dans une de ses

1. «... *Pueri capillati* ». (Pétr. *Satyric.*)
2. Sénèque.
3. « . . . . *Sœvior armis.*
Luxuria incubuit, victumque ulcicitur orbem. »
... Plus meurtrière que le glaive, la luxure s'abat sur nos têtes et venge les peuples vaincus. (Juvénal, VI.)

odes, avait flétri la troupe méprisable des eunuques[1], et la verve de Catulle s'était aiguisée au récit des complaisances de Nicomède pour César; en vain la vie honteuse de ce dernier avait provoqué de la part de Curion cette insolente boutade que le maître de Rome était à la fois « le mari de toutes les femmes et la femme de tous les maris[2]. » Il fallut en définitive la menace d'une répression légale pour mettre un frein à l'extension de la sodomie et de la prostitution masculine.

La loi Scatinia, promulguée par le Sénat à propos d'un certain C. Scatinius, accusé d'attentat sur le fils du patricien C. Metellus, prononça donc contre ceux qui se livraient à la pédérastie une peine de dix mille sesterces d'amende. Et les eunuques n'étaient pas les derniers à encourir les rigueurs de la loi[3].

Par la suite, Domitien interdit que les jeunes garçons fussent prostitués avant leur septième année. L'empereur Justinien, à son tour, fit étroitement surveiller ceux que l'on soupçonnait de passions honteuses. « La déposition d'un témoin, quelquefois d'un enfant, quelquefois d'un esclave, suffisait, surtout contre les riches, et contre ceux qui étaient de la faction des *verds*[4]. »

L'opportunité de telles mesures suffit à faire comprendre les débordements de la société romaine à cette époque. Pourtant l'eunuque, qui était dans

1. « *Contaminato cum grege turpium*
   Morbo virorum... » (Horace.)
2. Suétone. *Duodecim Cæsares. J. Cæsar*, lib. II.
3. « *.... Semivir ipse*
   Scatiniam metuens. » (Ausone, *Epig.* 89.)
4. Montesq. *Espr. des Lois*. XII,6.

l'Empire un élément de débauche, et non des moindres, était en principe commis uniquement au service des femmes, comme chez les peuples orientaux : leur unique vertu devait être de conserver pure la couche conjugale[1]. Du moins était-ce sous le couvert de ces fonctions que les traitants avaient fait pénétrer l'eunuchisme dans Rome.

Le fait est que les eunuques formaient une partie indispensable de l'appareil somptuaire des riches matrones et des courtisanes. Ils veillaient auprès de leur couche, les accompagnaient aux bains ou à la promenade, portaient leur parasol ou leur éventail, et leur tenaient compagnie jusque dans leur litière. L'élégance d'une femme marchait de pair avec la quantité plus ou moins considérable d'esclaves mutilés qu'elle traînait à sa suite ; et ce luxe étrange finit par prendre de telles proportions que le législateur dut encore intervenir pour le réglementer.

Déjà la loi Aquilia ordonnait des poursuites contre celui qui s'était rendu coupable du crime de castration envers l'esclave d'autrui. Mais ce fut en réalité l'empereur Domitien qui promulgua les premiers édits prohibitifs à cet égard : *Castrari mares vetuit.* D'ailleurs, à en croire Xiphilin et Dion Cassius, le motif de l'interdiction n'était nullement louable. Domitien n'aurait agi de la sorte qu'en haine de son frère Titus, dont la passion pour les eunuques était chose notoire.

Nerva confirma cet édit par un décret, et quelques

____

1. « . . . . *Unica virtus*
Esset in eunuchis, thalamos servare pudicos. »

années plus tard une loi de l'empereur Adrien punit avec la dernière rigueur quiconque avait la témérité d'enlever à un homme ses testicules, parce qu'en même temps on lui ôtait « la force, la santé, et tout ce qu'il a de meilleur[1]. » Un sénatus-consulte du même empereur punissait de la confiscation de la moitié de son patrimoine celui qui livrait son esclave *ad castrandum*.

A Byzance, au moment où le commerce des eunuques faisait l'objet d'une spéculation considérable, l'empereur Constantin prononça contre les auteurs du crime de castration la peine capitale, en y adjoignant la confiscation de l'esclave castré et même de la maison où la castration s'était effectuée[2].

Mais la législation romaine subit sur ce point d'importantes modifications. Au vi[e] siècle, sous Justinien, la peine du talion était réservée à ceux qui auraient commis ou seulement favorisé une tentative de cette nature ; les coupables, dépouillés de leurs biens, étaient relégués dans l'île de Gypséis, en Éthiopie[3].

Des mesures aussi rigoureuses n'étaient que trop justifiées par les hécatombes effroyables qu'occasionnait alors la mutilation. L'empereur affirme en effet

----

1. *Nemo, liberum servumve, invitum sinentemve castrare debet ; neve quis se sponte castrandum præbere debet.* (Digeste. Leg. IV, § 2. Lib. XLVIII, tit. VIII, *Ad legem Corneliam de Sicariis*.)

La loi I, *Cod. Eunuchis*, ajoute : *Si quis post hanc sanctionem in orbe romano eunuchos fecerit, capite puniatur.*

La loi IV, § I, *eod. tit.* punissait également de mort celui qui avait fait l'opération, et celui qui s'y était librement soumis.

2. Leg. I *De Eunuchis*, IV.

3. Novella 142.

dans une de ses remarques juridiques qu'il ne survivait pas plus de trois individus sur quatre-vingt-dix opérés.

Le dernier état de la loi romaine à ce sujet est fixé par la novelle 60, contenant une constitution de l'empereur Léon. Cette constitution prononçait d'abord le retrait d'emploi, au cas où celui qui appelait un homme de l'art pour pratiquer cette opération sur un esclave, eût été attaché à la maison impériale. En outre, elle substituait à la peine du talion une amende de dix livres d'or, et la relégation pendant dix années. Quant à l'opérateur, il encourait la peine du fouet, celle du bannissement pendant le même laps de temps, et ses biens étaient confisqués.

Ces peines, du reste, ne s'appliquaient qu'aux cas de castration commis dans l'empire romain, *in orbe romano*, le commerce des eunuques en Orient et chez les peuples barbares demeurant autorisé comme une nécessité inhérente aux mœurs et aux traditions.

Aussi l'empereur Léon qui avait interdit le trafic des eunuques de nation romaine ne crut-il pas devoir l'interdire pour les esclaves barbares mutilés en dehors des limites de l'Empire[1].

Ces derniers étaient donc les plus nombreux à beaucoup près, et à l'époque de la décadence, ils emplirent le palais impérial aussi bien que les demeures luxueuses des patriciens. Le temps était passé où les citoyens rentraient chez eux précipitamment s'ils avaient croisé en route quelque eunuque, présage de malheur.

Leur présence était chose désormais admise, et

---

1. Leg. II. *De eunuchis.*

de même qu'ils avaient été l'un des facteurs de la débauche masculine, de même ils apportèrent souvent la corruption au foyer conjugal. Au surplus, la tâche était aisée : les femmes n'avaient-elles pas journellement sous les yeux l'exemple du mari, affranchi ou courtisan, qui les délaissait pour courir à d'autres amours ?

Abandonnée de l'époux, la femme devenait aisément une proie facile à la débauche : « Elle compte les heures de la journée par le nombre de ses adultères, écrivait Sénèque, et un jour entier lui suffit à peine pour rendre visite à tous ses amants. »

De ce nombre, les eunuques eux-mêmes n'étaient pas exclus :

> «.. .. *et spado mœchus erat* [1]. »

L'aptitude au coït, sinon à la fécondation, des sujets que l'on avait privés de leurs testicules après la puberté [2], était en effet une particularité connue et fort appréciée des dames romaines, *ad securas libidinationes* (saint Jérôme).

« Il en est, dit Juvénal, qui trouvent les baisers de l'eunuque d'autant plus délicieux qu'elles n'appréhendent pas une barbe importune, et n'ont pas besoin de se faire avorter.... »

« Cependant, afin que la volupté n'ait rien à y

---

1. « L'eunuque lui-même était adultère. » (Mart., VI, 2.)

2. « *Feminæ ab illo (spadone) sine metu voluptatem capiebant : enimvero, quum illius membrum excreverat, testes tantum adimebantur, et sic, semina sterilis, mentula tamen potens, officium offerebat amicæ quæ partus calamitatem postea non timebat.* »

perdre, elles ne livrent leurs organes au fer du médecin qu'après leur entier développement et lorsqu'ils portent déjà les signes de la puberté [1]. »

Il semble donc que les femmes aient montré un profond dédain pour les conseils de saint Basile, leur recommandant de ne pas se fier aux mutilations en apparence les plus complètes : « Les eunuques sont bien souvent, disait-il, comme les bœufs privés de leurs cornes et susceptibles cependant de donner de temps à autre quelques coups de tête. » Recommandation pour le moins superflue à l'adresse de femmes trop notoirement instruites sur ce point [2].

On ne castrait pourtant pas toujours les gens à Rome pour en faire des invertis sexuels ou le jouet des plaisirs féminins. Une épigramme de Martial nous montre un Grec, du nom de Baccara, atteint d'une lésion grave de son organe. L'opération semble indispensable : Baccara va être fait Galle, prêtre de Cybèle.

Il échappera d'autant moins au sort qui l'attend, ajoute malicieusement le poète, que le chirurgien

1. « *Sunt quas eunuchi imbelles, ac mollia semper*
   Oscula delectent, et desperatio barbæ,
   Et quod abortivo non est opus. »
   «.................... *Illa voluptas*
   Summa tamen, quod jam calida matura juventa
   Inguina traduntur medicis, jam pectine negro. »
(Juvénal.)

2. Le poète Martial a également raillé ces mœurs dissolues :
   « *Cur tantum eunuchos tua Gellia quærit,*
   Pannice ? Vult futui Gellia, non parere. »
« Tu te demandes, Pannicus, pourquoi ta chère Gellia recherche tant les eunuques ? C'est qu'elle veut se distraire sans avoir d'enfants. »

auquel il s'est adressé se trouve être, par hasard, son rival en amour [1].

En réalité cette amputation de l'organe viril était rarement effectuée dans un but médical [2]. Mais on la pratiquait sur les esclaves dont on voulait faire des eunuques complets. Ils étaient toutefois peu nombreux en raison de la mortalité énorme qu'entraînait alors l'émasculation totale. Il faut dire que l'opération n'était pas toujours faite par des chirurgiens, mais par des traitants — *mangones* — plus ou moins habiles. Dans le Bas-Empire, c'était en général des Arméniens qui se chargeaient de cet office, « l'Arménien dont l'acier toujours sûr sait changer le sexe de l'homme,... et tarissant dans son

1. *Curandum penem commisit Baccara Græcus*
   Rivali medico : Baccara Gallus erit.

   (Mart. liv. IV. *Ad Pannicum.*)

2. Aujourd'hui encore, dans nos pays du moins, une semblable intervention est des plus rares. Par contre, il n'en serait pas de même en Afrique, et en particulier au Soudan, où les maladies vénériennes revêtent un caractère de gravité exceptionnelle. Les fêtes de Ramazan y sont un prétexte à toutes sortes d'orgies. Aussi est-ce vers cette période de l'année que les affections de cette nature font le plus de victimes parmi la population :

« L'hôpital de Kassala était riche de cent victimes de cet amour impur, la veille du Ramazan ; mais pendant ce mois de pénitence, le chiffre s'éleva à sept cents à la fois. Le docteur en chef de la province me répétait souvent : « Aujourd'hui j'ai fait dix ablations complètes, hier quinze, soixante en cinq jours. » Pendant toute cette période d'abstinence, la mutilation, par suite de maladies incurables, mortelles, va ce train-là.

« Le saint mois de Ramazan suffirait pour peupler d'eunuques tous les sanctuaires féminins de l'Égypte. »

(R. du Bisson. *Les femmes, les eunuques et les guerriers du Soudan.*)

double réservoir la source de la fécondité ravir à la fois à sa victime le nom d'époux et le titre de père [1]. »

Devant les dangers et les aléas de l'éviration complète, les opérateurs se bornaient le plus souvent à l'ablation des testicules. Il existait par conséquent dans l'antiquité différentes manières de faire des eunuques, et ils étaient classés de la façon suivante, selon le genre de mutilation qu'ils avaient subie :

1º Les *Castrati* (καιρῶ, je coupe, *castro*, je châtre) chez lesquels on avait effectué l'excision totale des organes génitaux, *quibus ferro exsecta sunt omnia*. Cette variété d'eunuques présentait le maximum de garanties de frigidité et d'impuissance requises pour la garde et le service des femmes. Aussi coûtaient-ils fort cher. Actuellement, en Orient, leur prix est sextuple de celui des eunuques ordinaires.

2º Les *Spadones* (σπαῶ, *extraho*, j'extirpe). Ces eunuques étaient privés des testicules (*quibus avulsi sunt colei*). Ils étaient de tous les plus nombreux dans l'empire et les marchands d'esclaves les choisissaient parmi les jeunes garçons les plus beaux et les mieux conformés. C'était cette sorte d'eunuques qui était surtout en faveur auprès des femmes... et de leurs maris.

3º Les *Thilbiæ* (θλίβω, *premo*, je froisse) *quorum testiculi tantum distorti et compressi*[2]. Ce procédé de castration dont parle Hippocrate[3], et aussi Paul d'Égine[4], consistait dans le froissement et l'écrasement des

1, Claudien. *Invectives contre Eutrope.*
2. *Glossar. eroticum.*
3. *De genitura.*
4. *Op.* VI, 68.

glandes séminales. Elle était appliquée en général à de tout jeunes enfants. On les mettait d'abord dans un bain d'eau tiède ; au bout d'un instant, l'opérateur — et c'était bien souvent la mère ou la nourrice — froissait les testicules entre les doigts pour en meurtrir la substance et désorganiser peu à peu les éléments glandulaires.

Un autre procédé consistait à tordre, par un mouvement de vrille imprimé à la racine des bourses, les vaisseaux spermatiques, afin d'empêcher l'afflux du sang et de favoriser l'atrophie de l'organe. Procédé analogue au *bistournage* employé en art vétérinaire, mais procédé incertain, et qui n'était pas toujours une garantie suffisante contre les « coups de corne » auxquels faisait allusion saint Basile : Pithias, l'amie d'Aristote, était fille d'un eunuque bistourné [1].

1. Suidas. *Lexic*, 859. — Dans la plupart des cas, le bistournage n'amène pas une atrophie absolue du testicule ; il reste dans les bourses un noyau plus ou moins volumineux, vestige de la glande. Dans la langue des éleveurs, ce reliquat testiculaire se nomme *marron*. Les bœufs bistournés chez qui le marron est bien développé sont particulièrement recherchés des agriculteurs, bien qu'ils se prêtent moins à l'engrais, mais ils seraient peut-être plus vigoureux. Ceci indique que les fonctions sécrétoires ne sont pas totalement abolies chez ces animaux, et il s'ensuit qu'ils ont conservé plus ou moins les caractères de mâles parce que la glande, alors même qu'elle ne produit plus de spermatozoïdes, continue de jouer son rôle régulateur essentiel sur le développement général de l'organisme.

Nous reviendrons sur ce point dans le dernier chapitre de ce livre. Ajoutons toutefois qu'il en va de même chez l'homme : l'atrophie congénitale des testicules peut en effet ne pas se compliquer de modifications sexuelles secondaires, s'il persiste dans les testicules atrophiés quelques cellules actives. C'est ainsi qu'il existe dans l'eunuchisme naturel ou chez les eunu-

Marcellus Empiricus affirme que l'application prolongée de suc de ciguë sur le scrotum amène un
résultat identique [1].

L'opération se faisait aussi chez les adultes, mais
on les insensibilisait au préalable, soit en leur admi-
nistrant de l'opium, soit en déterminant chez eux
une syncope, comme on le faisait pour les enfants,
par la compression des carotides [2].

1° Les *Thlasiæ* (θλασίαι) à qui l'on coupait le cordon
et les vaisseaux spermatiques, « de sorte que les parties viriles restent bien à la vérité, mais si flétries
qu'elles ne sont d'aucun usage. »

Ces différentes sortes d'eunuques qui trop souvent, en dépit de la morale, suppléèrent le sexe faible jusque dans ses attributions les plus intimes, rem-
plirent également sur les théâtres de Rome les
emplois de femmes, auxquels les destinaient tout
particulièrement leur voix aiguë et leurs allures féminines. Les Romains exigeaient en effet de la fic-
tion scénique une exactitude rigoureuse et l'acteur
était tenu de présenter tout l'aspect extérieur de son
personnage. A leurs yeux le théâtre devait être
l'image même de la vie. Ils n'eussent pas toléré par
exemple qu'on terminât sur le moment le plus im-
pressionnant d'une scène amoureuse ; il n'est besoin,
pour s'en convaincre, que de lire ce qu'Ausone dit
des représentations théâtrales, ou ce que le poète

ques bistournés des degrés en rapport avec l'altération plus
ou moins considérable de la fonction interne.

1. Marc. Emp. *De medicam. empiricis.*

2. Le terme hébraïque *Katout* (écrasé) servait à désigner
cette variété d'eunuques.

Prudence raconte de la scène du cygne et de Léda jouée devant le public.

Le doute n'est guère permis en conséquence sur le réalisme des jeux du cirque et du théâtre. Et le public n'en était plus à s'étonner lorsque, dans les représentations relatives au mythe d'Attis importé à Rome, l'acteur chargé du rôle de l'amant de Cybèle poussait le souci de la vérité jusqu'à s'amputer en scène les organes génitaux [1].

En réalité c'était quelque malheureux, condamné à la peine capitale, qu'au moment opportun on substituait à l'acteur en renom, et qui obtenait ainsi la vie sauve et parfois la liberté, au prix de sa virilité perdue [2].

Mais la castration ne fut pas la seule mutilation sexuelle en usage chez les Romains. Lorsque des édits trop sévères, au gré des traitants, tentèrent d'enrayer les incessants progrès de l'eunuchisme, une forme particulière de mutilation, l'*infibulation*, qui ne tombait pas sous le coup de la loi, fut appliquée fréquemment aux esclaves.

1. Tertullien. *Apol.* 15.

2. Le personnage de l'eunuque fut porté pour la première fois au théâtre, à Rome, par Térence, en imitation d'une pièce grecque de Ménandre. La comédie de Térence obtint un succès considérable : deux représentations eurent lieu le même jour et la pièce rapporta à son auteur huit mille petits sesterces, soit seize cents francs environ, somme la plus élevée qu'on eût jusque-là payée à un auteur dramatique. Il est même question, dans Plutarque, de vingt mille sesterces.

Depuis, différents auteurs ont repris le même sujet, mais sans qu'il retrouvât jamais l'accueil enthousiaste du début. En 1654, La Fontaine en donna une imitation, et plus tard Brueys et Palaprat en tirèrent une comédie plus que médiocre qui fut représentée sous ce titre : *Le Muet.*

Effectuée à l'origine sur de jeunes enfants pour leur conserver la santé par l'abstention d'excès trop précoces, cette opération fut réservée par la suite et à

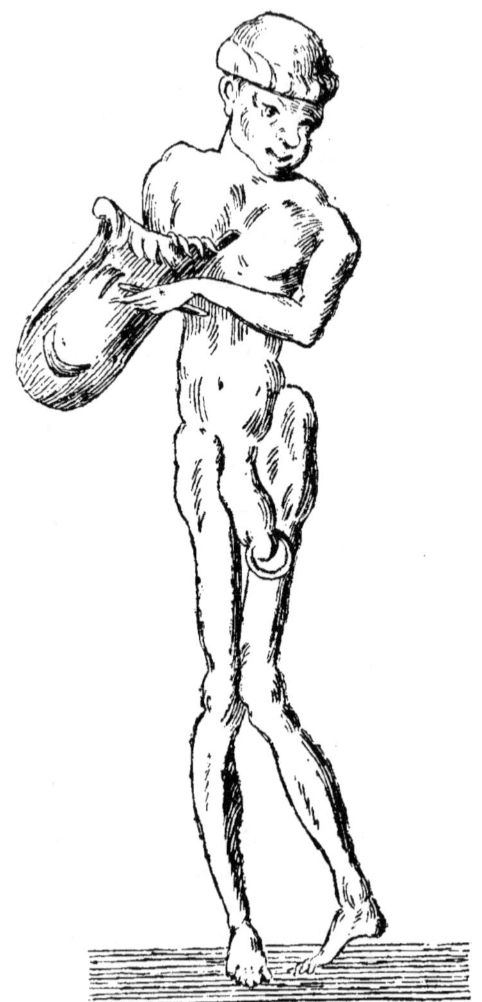

Fɪɢ. 11. — Chanteur romain infibulé.

Statuette en bronze du Musée *del Collegio romano.*

(Winckelmann, *Monumenti antichi inediti.* Rome, 1767.)

peu près exclusivement aux comédiens et aux chanteurs. Elle leur était même imposée par les directeurs de spectacles, intéressés à ce que la débauche n'altérât pas la valeur de leur voix (fig. 11).

Les gladiateurs étaient de même infibulés, afin de conserver leur vigueur intacte. On sait combien l'abus des plaisirs vénériens abat la force corporelle. Moïse ne défendait-il pas déjà aux Hébreux d'avoir rapport avec leurs femmes à la veille d'une bataille? Aussi, dans les quelques jours qui précédaient une épreuve d'importance, les athlètes étaient consignés dans les écoles de gladiateurs et la vue même des femmes leur était interdite.

Voici, d'après Celse [1], en quoi consistait l'infibulation : « On tire le prépuce et l'on marque, à gauche et à droite, avec de l'encre l'endroit que l'on veut percer ; ensuite on laisse retomber le prépuce. Si les marques se trouvent vis-à-vis le gland, c'est une preuve que l'on a trop pris de prépuce, il faut faire les marques plus bas. Si elles se trouvent en-dessous du gland, c'est en cet endroit qu'on doit placer la boucle ; c'est là qu'il faut percer le prépuce avec une aiguille enfilée d'un fil. On noue ensuite les deux bouts de ce fil, on le remue tous les jours jusqu'à ce que les cicatrices des trous soient affermies. Alors on ôte le fil et l'on passe une boucle qui sera d'autant meilleure qu'elle sera plus légère. »

C'était là du reste, à en croire les Satiriques, une faible barrière opposée aux ardeurs des matrones et des courtisanes dont quelques-unes se ruinaient pour satisfaire aux exigences de leurs amants, baladins ou chanteurs pour la plupart. L'anneau qui les infi-

1. Celse, ch. XXV, liv. VII. Infibulandi ratio.

bulait n'était pas à l'abri des morsures de la lime et il ne servait guère qu'à faire coter à plus haut prix leurs faveurs[1].

On rencontre encore, à l'heure actuelle, dans certaines peuplades d'Afrique, des prêtres infibulés[2]. Chez les Skoptzy, on a signalé également des cas analogues[3]. L'infibulation n'en est pas moins devenue un procédé d'exception, bien qu'un jour Dupuytren ait été obligé d'amputer le prépuce d'un malheureux à qui sa maîtresse avait infligé cette mutilation humiliante.

Elle employait à cet usage de minuscules cadenas d'or ciselé, dont elle gardait la clé avec un soin jaloux; l'amant infortuné n'avait pas été infibulé de la sorte à moins de vingt reprises différentes, et il avait eu cette admirable résignation d'endurer, à certains moments, jusqu'à trois cadenas ainsi suspendus à son prépuce. Mais à la longue ces ornements d'un nouveau genre avaient occasionné de si graves ulcérations de l'organe que la transformation de ce chrétien trop chéri en fils d'Israël put seule conjurer l'éventualité d'accidents plus graves.

---

1. *Dic mihi simpliciter, comædis et citharædis*
   Fibula quid prestat? Carius ut futuant.

« Dis-moi franchement: cette boucle des comédiens et des chanteurs à quoi leur sert-elle, sinon à se vendre plus cher? »

(Mart. XIV, 215.)

2. Cf. page 45.

3. Rappelons enfin que dans un ouvrage paru à Halle en 1827 un disciple de Malthus, le conseiller allemand Weinhold, proposait l'infibulation de tous les individus mâles n'ayant pas les ressources suffisantes pour prendre femme et subvenir aux besoins de leur famille.

CHAPITRE V

> « Un remède est mauvais, s'il en coûte
> quelque chose à la nature. »
>
> Publ. Syrus.

De tous les remèdes imprévus, employés depuis des siècles par les empiriques, il n'en est peut-être pas de plus surprenant que l'application de la castration à la cure des hernies.

La pénurie des connaissances physiologiques jusqu'au début du XIXe siècle explique la facilité avec laquelle cette opération était pratiquée autrefois.

Au moyen âge, en effet, l'on était encore indécis sur le rôle à attribuer aux testicules, « aux génitoires », disait Rabelais, dans l'acte de la génération [1]. C'était l'époque où le fameux alchimiste italien, Pierre d'Abano, mettait en œuvre toutes les subtilités de sa dialectique en vue de savoir s'ils étaient ou non indispensables à la reproduction de l'espèce.

Sous la Renaissance, et jusqu'à Ambroise Paré,

1. Certains déclaraient même les testicules impropres à la production de la semence. Pourtant dès la fin du XVIe siècle la plupart des anatomistes décrivent les testicules comme les glandes formatrices de la matière fécondante.

l'opération de la hernie était toujours accompagnée
de l'ablation des testicules, que l'on croyait indispensable à la cure radicale. Dans les cas de hernie
étranglée, la castration, tout au moins unilatérale,
passait également pour être l'unique chance de salut ;
et on allait même jusqu'à castrer les enfants en manière préventive pour éviter chez eux l'apparition de
cette infirmité, la tradition voulant que les eunuques
en fussent exempts. C'était là une opinion courante,
et Ramazzini [1] assurait que les chanteurs eunuques
n'avaient pour ainsi dire jamais de hernies.

Le « père de la chirurgie moderne », A. Paré,
s'éleva avec force contre les superstitions sur lesquelles s'appuyait cette stupide pratique, et il recommandait de ne pas priver l'homme de « ce qui fait la
paix du ménage ».

Fabrice de Hilden [2] nous a rapporté l'histoire de ce
moine qui « feignit d'être hernieux au nombril pour
se faire châtrer, et muni de l'ordre de son prieur,
courut se faire opérer par un châtreur très fameux
dans tout le pays, lequel était fort téméraire à cause
de son ignorance dans la théorie de l'art. »

Mais le nombre des charlatans empiriques qui mirent à profit la crédulité populaire et se livrèrent au
métier de châtreur, au détriment de leurs concitoyens,
ne fut jamais aussi considérable qu'au xviiie siècle.
« Munis d'un rasoir et de mains lourdes à ongles
crochus, ces prétendus chirurgiens détruisent la fécondité virile, en retranchant les organes qui en
renferment les sources, quoique l'art prescrive de
les conserver dans le plus grand nombre de cas. »

1. Ramazzini. *Morbis artif.* p. 621. Édit. Genève.
2. *Opera omn.*, 1646.

Un seul de ces empiriques avait impunément mutilé plus de deux cents individus dans la ville de Breslau, et Pierre Dionis, le chirurgien de Marie-Thérèse, raconte qu'un châtreur nourrissait un énorme chien des testicules qu'il enlevait.

Haller put également observer, dans les cantons suisses, quantité d'hommes qui avaient été opérés dans leur jeunesse et étaient privés d'un testicule.

A maintes reprises, Sabatier avait déploré qu'on n'usât pas de mesures énergiques en présence de ces faits monstrueux. Ce ne fut toutefois qu'en 1676 qu'il eut la satisfaction de voir la Société royale de médecine se décider à agir efficacement.

A la suite de plaintes portées au ministère par les intendants de Paris et du Languedoc, au sujet de la quantité de jeunes gens que cette mutilation rendait impropres au service militaire, la Société de médecine chargea Vicq d'Azyr, Andry et Poulletier de la Salle d'un rapport sur ce genre d'abus et sur les moyens d'y remédier. Ce rapport est édifiant. Il nous montre à quel degré était parvenue l'audace de ces chirurgiens improvisés.

«... Messieurs les évêques de Montauban et de Saint-Papoul ayant appris que plusieurs chirurgiens s'étaient annoncés à son de trompe dans leurs diocèses comme possédant un moyen préservatif assuré contre les hernies, lequel n'était autre chose que la castration, ils se sont empressés de l'apprendre à M. l'Intendant. La somme exigée pour ces opérations par chaque homme est de trente-cinq livres. M. l'évêque de Saint-Papoul nous apprend, d'après un examen fait par ses ordres, qu'il y a plus de cinq cents enfants d'opérés dans son diocèse. Ce prélat

avait fait distribuer dans les campagnes des banda-
ges élastiques que les opérateurs en question ont eu
l'audace d'enlever et d'emporter avec eux... Il est
inutile d'insister sur l'atteinte que de semblables procédés portent à la population. Indépendamment des
dangers qui naissent de l'opération, les sujets mêmes
qui sont les mieux traités, et auxquels il reste encore
un testicule, ont au moins perdu la moitié de leur
force et de leur virilité [1] ; ils courent alors les plus
grands risques de devenir tout à fait impuissants s'ils
sont exposés à subir certaines opérations, et dans
plusieurs autres circonstances où le testicule et ses
annexes peuvent être blessés. »

Suivent les noms de plusieurs de ces charlatans.

Puis les rapporteurs concluent à la nécessité de
remettre en vigueur l'édit de novembre 1634, par
lequel Louis XIII défendait à toutes personnes « non
reçues en la manière ordinaire des chirurgiens, de

---

1. Ceci n'est pas parfaitement exact, car après l'ablation
d'un testicule, la glande subsistante s'hypertrophie le plus
souvent et sa fonction devient plus active ; semblable phénomène s'observe du reste après l'excision des autres glandes
jumelles. C'est pourquoi les sujets *monorchides*, c'est-à-dire
possédant un seul testicule, ne présentent pas dans leur organisme les mêmes particularités que les castrats. Kolb, qui
vécut quelque temps chez les Hottentots, où se pratique la
castration unilatérale, ne les a pas trouvés moins robustes ou
moins prolifiques que les autres nègres.

Parfois cette conformation n'est pas le résultat d'une mutilation sexuelle. Il existe en effet des monorchides de naissance:
Cotta, le dictateur Sylla, le tartare Tamerlan étaient monorchides. Von Gleichen parle également d'un médecin dont l'aïeul
et le père n'avaient qu'un seul testicule ; lui et tous ses frères
étaient marqués de la même singularité. (Cf. Von Gleichen.
Dissert. sur la génération. Paris, an VII.)

faire l'opération des descentes ». Le rapport demandait
également le maintien de l'article 104 des statuts
de 1699, interdisant aux chirurgiens reçus en qualité
de herniaires de faire aucune opération ou incision,
sous quelque prétexte que ce fût, sans avis préalable d'un des maîtres de la Communauté des chirurgiens. La cure des hernies, par la méthode de la castration, devrait être interdite à l'avenir, et la castration
elle-même ne devrait être pratiquée, dans aucune
circonstance, sans que déclaration en fût d'abord
faite à l'Intendant de la province.

Des mesures rigoureuses contribuèrent, à partir
de ce moment, à enrayer le mal, mais il n'en per-
sista pas moins jusque dans la première moitié du
siècle dernier, puisque Delpech écrivait alors : « Cet
horrible abus subsiste peut-être dans toute sa force
dans un département de l'Empire. Nous avons la certitude qu'une femme, domiciliée dans les Ardennes,
ôtait les testicules des enfants lorsqu'ils descendent
dans le scrotum ; qu'elle faisait cette opération avec
mystère et sous prétexte d'opérer une hernie ; enfin,
que ces mutilations, bien juridiquement prouvées,
sont restées impunies, et que cette femme a opéré
pendant plus de vingt ans son art destructeur. »

Cette pratique stupide et inhumaine remontait du
reste à une antiquité reculée. La hernie fut toujours
une infirmité des plus répandues, et à Rome au temps
de Martial, il y avait déjà des spécialistes herniaires
qui procédaient de façon identique.

Encore ceux qui pratiquèrent la castration à cette
époque ne possédaient-ils pas tous une science appro-
fondie en l'art, comme semble le prouver la fâcheuse

aventure survenue à un aruspice atteint de hernie scrotale.

Certain jour, un paysan était venu lui demander le secours de ses lumières avant de faire offrande d'un bouc à quelque divinité de l'Olympe, et le prêtre avait vivement insisté sur la nécessité absolue d'enlever au préalable les testicules de l'animal, afin d'empêcher que sa chair devînt fétide. C'était là une précaution indispensable, paraît-il, pour s'assurer les bonnes grâces du Dieu, dont le goût ne s'accommodait sans doute pas des fumets trop violents.

Or, au moment où le prêtre se penchait sur l'autel, le paysan s'aperçut qu'il était porteur d'un scrotum énorme, distendu par une volumineuse hernie, et, dans son respect peut-être excessif des rites sacrés, il n'hésita pas à trancher tout aussitôt la tumeur et à châtrer le pauvre aruspice qui de Toscan qu'il était devint Galle :

« *Hic modo qui Tuscus fuerat nunc Gallus aruspes* [1]. »

Ce ne fut pas seulement comme traitement de la hernie qu'on proposa l'ablation des testicules. « Voici, écrivait Ancillon en 1707, une autre espèce de gens qui se font eunuques ; ce sont des hommes qui craignent la lèpre ou la goutte, et qui, pour jouyr de l'avantage qu'il y a à en être exempt, aiment mieux perdre ceux qu'ils pourroient tirer de leurs parties viriles. Il est certain que la lèpre n'attaque pas les eunuques. »

Ajoutons que cette croyance dans l'immunité des eunuques à l'égard de certaines maladies était déjà

---

1. Martial.

répandue chez les Anciens. Dans son récit de la peste d'Athènes, Thucydide dit littéralement : « Le mal descendait dans les parties honteuses et à l'extrémité des bras et des jambes, et beaucoup n'échappaient à la mort que par la perte de ces parties[1]. » Et sans doute ne faut-il pas entendre par là que la gangrène les envahissait, mais que les malades faisaient eux-mêmes le sacrifice de leurs organes sexuels ; opinion que viennent confirmer ces vers de Lucrèce :

Et graviter partim metuentes limina leti
Vivebant, ferro privatei parte virili.

« Craignant le seuil redoutable de la mort, ils abandonnent au fer la dépouille de leur virilité[2]. »

Ainsi mutilés, ils n'avaient plus rien à craindre du terrible fléau, et eux seuls présentaient cette précieuse immunité. Aristote ne manque pas de l'attribuer aux modifications de tempérament chez les individus châtrés, dont la frigidité repousse la force des exhalaisons chaudes : « Telle la froide salamandre éteint les charbons ardents sur lesquels on la place. »

Archigenes[3] nous apprend que des lépreux et des malades atteints d'éléphantiasis se mutilaient en vue d'éviter la propagation de leur mal, coutume qui se perpétua du reste en Europe jusqu'à l'époque de la Renaissance, puisque dès le xive siècle les lépreux étaient désignés du nom de *crestat* qui signifie châtré, en gascon.

La castration était également au dire d'Hippo-

<hr>

1. Thucyd. *Historiæ*, l. II, ch. 49.
2. Lucr. *De natura*, l. VI.
3. Archig. l III, ch. 125.

crate [1] et d'Aristote [2], le remède préventif le plus
certain contre la goutte. Nul n'ignore en effet qu'une
nourriture trop recherchée et l'abus des plaisirs de
Vénus constituent « la recette complète de la po-
dagre ».

La chasteté forcée des eunuques et leur sobriété
habituelle les en garantissait donc, bien que Galien
ait cité quelques exemples d'eunuques devenus gout-
teux des suites de leur intempérance.

L'historien Mézeray, dans sa *Vie de Philippe-Au-
guste*, nous dit avoir lu « qu'il y avait des hommes
qui appréhendaient si fort la ladrerie, cette vilaine
et honteuse maladie, qu'ils se châtraient pour s'en
préserver. »

*
* *

Il semble qu'on ait aussi appliqué la castration,
dès les premiers siècles de notre ère, au traitement
des maladies nerveuses et mentales. Le Dr Pélikan
n'attribue-t-il pas d'ailleurs à la castration la rareté de la folie chez les Skoptzy? Cette opinion peut
paraître paradoxale au premier abord : on sait en
effet quel lourd tribut les mutilations génitales, la
perte des testicules en particulier, apportent à la pathologie mentale et aux formes tristes d'aliénation.
Mais on doit tenir compte du fanatisme religieux qui
le fait agir et empêche les Skopets de s'affliger
outre mesure d'une infirmité que d'autres hommes
jugeraient irréparable [3].

1. Hipp. *Aphor.*, s. 6. 28.
2. Arist. *Probl.*
3. Il n'est pas en effet de fonction dont la privation porte au
moral une atteinte plus profonde que la privation des fonctions

La chorée, l'épilepsie, diverses formes de vésanie, le satyriasis et en particulier la manie, aiguë ou chronique, furent donc traitées par ce procédé. On avait déjà observé que l'excitation génitale détermine un redoublement de violence chez les maniaques ; de plus, divers auteurs, entre autres Forestus [1] et Ettmüller [2] prétendirent, comme l'avait fait Are-

génitales : « Fût-il un vieillard, dit Richerand, à qui la partie enlevée est inutile, l'individu ainsi mutilé ne recouvre jamais son hilarité. Ses qualités viriles disparaissent peu à peu pour faire place à une pusillanimité extrême... De l'homme il ne porte que le nom, il n'en a même plus l'apparence extérieure. » Le délire mélancolique ne tarde pas à s'emparer du pauvre mutilé et souvent la folie ou le suicide sont le terme de cette crise mentale.

Disons toutefois que pareille déchéance ne s'observe guère que dans nos pays, où l'eunuque, vu sa rareté, est un objet de perpétuelle raillerie de la part de l'entourage. Mais en Afrique ou en Orient, dans ces régions où l'état de castrat constitue une position aussi honorable qu'une autre, et où la castration n'est guère pratiquée que sur des enfants, les accidents de ce genre sont exceptionnels.

Depuis quelques années les chirurgiens se sont préoccupés de porter remède aux troubles psychiques consécutifs à l'ablation des testicules, en remplaçant l'organe supprimé par un testicule fictif, de matière variable, par ce qu'on a pu appeler un « testicule moral ». Tuffier, l'un des premiers, employa des boules de métal ayant la forme de la glande ; mais, en raison de leur poids, elles devenaient bientôt une cause de gêne permanente pour le malade, et le plus souvent elles occasionnaient des fistules. Depuis, on a utilisé des testicules artificiels en agathe, en ivoire (Hamonic), en soie ou en caoutchouc. M. Reynier fait ordinairement la prothèse testiculaire avec des olives de sonde œsophagienne, et il a toujours vu ces corps bien tolérés ; certains de ses opérés les conservent depuis huit ou dix ans.

1. Forest. lib X, obs. 24.
2. Ettmüll. *Opera*, tome II, p. 2.

tée [1], que la rétention du sperme peut suffire à déterminer la manie. On s'explique donc qu'on ait songé à améliorer ces malades par la castration. Quelques observations de ce genre sont consignées dans divers auteurs, notamment dans les œuvres de Rivière [2] et de Lanzoni [3].

De nos jours encore, quelques chirurgiens anglais s'appuyant sur ce fait d'observation que les épileptiques, dans plus de la moitié des cas, sont des onanistes, et qu'il existe chez eux un état d'excitation permanent du centre génital, appliquèrent la castration au traitement curateur de l'épilepsie.

Une première expérience de cette nature faite en 1859 par le Dr Holthouse [4], de Westminster, ne fut suivie d'aucune espèce d'amélioration dans l'état de l'opéré. Mais dix ans plus tard l'ablation des testicules pratiquée sur un épileptique masturbateur donna un résultat merveilleux : les crises s'espacèrent de plus en plus et finirent par disparaître tout à fait [5].

Or, la même année, en 1869, un maréchal-ferrant, devenu épileptique à la suite d'abus génésiques,

1. Arétée. *Diut.*, lib. II, ch. V.

2. « Il s'agit d'un adolescent atteint de manie ; les remèdes les plus énergiques avaient été employés pour la guérison, à tel point qu'on était venu successivement à l'emploi de l'antimoine, au trépan et à l'artériotomie des temporales. Aucun de ces remèdes n'ayant agi, je conseillai la castration qui amenda tous les symptômes : la folie furieuse cessa de suite, le délire mélancolique persistant seul, jusqu'à transformation de la manie en mélancolie. » (Lazarus Riverius. *Opera omnia*, 1679.)

3. « Un enfant, âgé de 7 ans, atteint de manie, sur lequel on avait en vain essayé de nombreux remèdes, fut guéri par la castration. » (Lanzoni. *Opera omnia*, II. 1738.)

4. *Médic. Times and Gazette*, 29 janv. 1859.

5. Dr Mackenzie Bacon, in *the Practioner*, 1869, II, p. 334.

ayant entendu dire que pour guérir il fallait se soumettre à la castration, se coupa d'abord les deux
testicules, et plus tard le pénis, avec un rasoir. Il
guérit très bien de ses blessures, mais il resta sujet
à ses crises d'épilepsie [1].

Il semble donc qu'il ne faille pas, d'un cas isolé
de guérison, conclure d'emblée, comme l'a fait le
Dr Bacon, à la nécessité de la castration de tous les
épileptiques. Ce serait aboutir à une pétition de principe et les sophismes ne valent pas mieux en médecine qu'en philosophie.

Signalons, à titre documentaire, qu'en 1886, Wil-
liam Brown a publié l'observation d'un homme de
vingt-cinq ans, non épileptique, mais sujet à des accès fréquents de fureur agressive. Un jour il se
trancha à l'aide d'un couteau le testicule gauche, et
il mit le droit à nu. Coïncidence ou non, cette mutilation fut suivie de la guérison de l'état mental [2].

L'hypertrophie de la prostate a paru également, il
y a quelques années, devoir être justiciable de la
castration. On s'était basé, en l'espèce, sur l'atrophie considérable que présente cette glande chez les
eunuques. Mais les multiples inconvénients d'une
semblable méthode et en particulier les désordres
psychiques survenus chez nombre de malades l'ont
fait définitivement abandonner [3].

1. Dr Marech. *Jahrbücher Schmidt*, t. CL, p. 32.
2. *Annales méd. psych.*, 1886.
3. La statistique de Burns, publiée en 1896, accusait 148 cas
de castration pour hypertrophie prostatique, depuis la première intervention faite par Ramme trois ans auparavant.
Mais dès cette époque, malgré l'amélioration incontestable qui
suivait l'opération, on commença à songer que les testicules
peuvent avoir leur utilité chez les prostatiques même âgés. La

De même on a utilisé le châtrement pour guérir les pertes séminales : la répétition trop fréquente de ce que Voltaire appelait « une bonne fortune de capucin » déterminant un état morbide qui, si l'on n'y prend garde, conduit rapidement à l'hypochondrie et parfois au suicide.

Nous ne saurions non plus passer sous silence ce projet de la castration des criminels, signalé dans un précédent chapitre ; projet qui a pour but non pas tant de supprimer les crimes commis que de garantir la société contre la possibilité de crimes à venir, par la suppression de la descendance éventuelle d'individus tarés ou dégénérés.

Procédé spartiate s'il en fût, mais qui a été également proposé pour faire disparaître le crétinisme de la surface du globe.

Des vues semblables sont trop en désaccord avec les idées actuelles, elles répugnent trop à nos mœurs pour pouvoir rencontrer quelque chance de se voir accueillir. « Où serait, a-t-on dit, la liberté, où serait la dignité de l'espèce humaine, le jour où un nouveau code jugerait de l'opportunité de notre existence? »

Cependant les Américains, peuple jeune et pratique entre tous, par conséquent moins accessible à des considérations d'ordre sentimental, ne craignirent pas de reprendre ces idées, agitées en France plusieurs siècles auparavant, au bon vieux temps où

résection des canaux déférents se substitua momentanément à la castration, et à l'heure actuelle on intervient directement sur la glande, pour en faire l'ablation si possible, lorsque son augmentation de volume devient un péril constant pour le malade.

l'on essorillait les voleurs, dans l'espoir de les rendre stériles.

Ce fut tout d'abord le Dr Agnew qui proposa la peine de la castration contre les criminels érotiques. Une semblable mesure, en supprimant les désirs, ne devait pas manquer, au dire de son auteur, de donner les meilleurs résultats.

Puis, en février 1888, le Dr Orpheus Everts vint lire devant l'Académie de Médecine de Cincinnati un volumineux rapport « dont l'ampleur de vues n'était contrebalancée que par la barbarie du procédé destiné à en assurer la réalisation. » La castration y était indiquée comme le plus important facteur de rénovation sociale ; elle devait contribuer à diminuer dans des proportions considérables les charges de la société en réduisant à une expression infime le nombre des déclassés, des non-valeurs.

Pour atteindre ce but, que fallait-il ? Se pénétrer d'abord de cette idée que dans tout criminel il y a un malade, et, partant de ce principe, opérer la castration de tous les gens de cette sorte, atteints de tares dûment reconnues transmissibles par hérédité.

En somme, la castration ainsi comprise non seulement devenait un moyen de défense de la société vis-à-vis des « sauvages de la civilisation », mais encore tendait à assurer la régénération morale d'une partie de la race, par la suppression de ses éléments gangrenés.

Pour efficace que soit la méthode, on a fait observer qu'elle était, au moins en partie, superflue : les criminels ne sont-ils pas en général les rejetons d'individus malades ou intoxiqués, le plus souvent d'alcooliques ? Ce sont ces derniers surtout qu'il con-

viendrait de soumettre à l'opération en question.
Quant à leurs descendants, à ceux qui fournissent le
plus lourd contingent à la criminalité, ce sont des
dégénérés à la première génération et qui ne présentent guère, comme tels, d'aptitudes à se reproduire.

Aussi la castration des criminels ou des crétins ne
semble-t-elle pas devoir, de longtemps encore, trouver asile auprès des nations civilisées. Une telle proposition n'en est pas moins venue grossir le nombre
déjà respectable des motifs que médecins ou empiriques ont invoqué concernant l'emploi de la castration
dans la cure des maladies [1].

Ces motifs, on vient de le voir, ne firent jamais
défaut. Et il convenait en vérité que devant une telle
ardeur à castrer les malades, ceux-ci prissent à leur
tour leur revanche, un jour ou l'autre, sur les médecins. L'initiative en devait venir, cette fois encore, du
Nouveau Monde. Au reste, la chose ne date pas d'hier :
elle remonte à la découverte de l'Amérique, et c'est
à l'aumônier de la flottille commandée par Christophe
Colomb qu'on en doit la relation.

Lors donc qu'un indigène de l'île de Saint-Domingue venait à passer de vie à trépas, ses parents allumaient un grand feu, puis le mort était étendu sur la
braise encore rouge et recouvert de cendre. A quelques
heures de là, la cendre était dispersée, tandis que les
parents observaient avec la plus grande attention
quelle direction suivait la fumée. Montait-elle droit

---

1. Tout dernièrement encore un chirurgien américain, Van
Méter, proposait l'éradication des maladies héréditaires, par
la stérilisation des sexes chez les individus tarés. Stérilisation
obtenue non plus par la castration qui retentit si fâcheusement
sur l'état du castré, mais par la résection du canal déférent
our l'homme, et de la trompe utérine pour la femme.

dans le ciel, c'est que la mort était survenue à son heure : rien n'aurait pu tirer le malade de ce mauvais pas. Descendait-elle au contraire sur la case du médecin, tous aussitôt se précipitaient de ce côté, et se saisissant du malheureux Esculape, rendu responsable du décès, ils se mettaient en devoir de lui crever les yeux et de le châtrer, car, pensaient-ils, ces sortes de gens ne pouvaient mourir d'autre manière.

Les mœurs, depuis lors, se sont modifiées, même à Saint-Domingue. On fait montre, à l'égard des médecins, de plus d'indulgence de nos jours, et heureusement pour eux, les erreurs de diagnostic ne comportent plus d'aussi cruelles représailles.

CHAPITRE VI

« ... Quant à ce qu'on dit ordinairement que ces sortes de gens sont mous et sans courage, Cyrus n'en convenait pas. Il se fondait sur l'exemple des animaux : des chevaux fougueux qu'on a coupés cessent de mordre, paraissent moins fiers et n'en sont pas moins propres à la guerre. Les taureaux perdent leur férocité, ils souffrent le joug, sans rien perdre de leurs forces pour le travail. Les chiens sont moins sujets à quitter leurs maitres et n'en sont moins bons ni pour la garde, ni pour la chasse. Il en est ainsi des hommes à qui on a ôté la source des désirs, ils n'en sont ni moins adroits, ni moins avides de gloire. Ils montrent au contraire tous les jours que l'émulation n'est point éteinte dans leur âme. »

(Xénophon, *Cyropédie*, liv. VII.)

Xénophon fut un des rares auteurs qui apprécièrent à leur valeur les mérites des eunuques, mais quel mal d'autres n'ont-ils pas dit de ces malheureux mutilés ? Quels qualificatifs peu bienveillants n'a-t-on pas employés à leur adresse ! Tous les écrivains modernes, à quelques exceptions près, sont d'accord sur ce point : le castrat est un être dégradé au moral comme il l'est au physique, et la duplicité, les instincts sanguinaires, la lâcheté et la jalousie constituent le fond même de son tempérament.

Les Anciens ne portèrent pas sur leur compte un jugement moins défavorable : Claudien les taxe d'avidité, et dans ses *Portraits*, Polémon d'Athènes dit qu'ils sont pour la plupart indiscrets, cruels, bons à tout. Les Satiriques latins, qui peignirent les mœurs de la décadence, ne manquèrent pas non plus de s'étendre sur le rôle infâme joué par les eunuques à Rome. En réalité, ils ne furent alors ni meilleurs ni pires que les citoyens auprès desquels ils allaient trafiquer de leur corps, et l'on pourrait à juste raison se demander qui était le plus méprisable, de l'homme libre qui s'abaissait à ces turpitudes ou de l'esclave qui en vivait.

Par contre, on sait que les Perses ou les Assyriens avaient en haute considération leurs eunuques, d'intelligence cultivée pour la plupart, et qui pouvaient prétendre, en raison de leurs talents, à des charges enviables. Les plus hautes fonctions civiles ou militaires leur étaient ouvertes, et ils ne laissèrent pas de répondre, en maintes circonstances, à la confiance qu'on leur témoignait.

Xénophon estimait du reste que tout sujet, fût-il eunuque, qui est fidèle à son maître, est digne d'occuper une place importante. Les castrats, privés des affections qui échoient en partage aux autres hommes, étaient seuls capables, à son avis, de se dévouer sans réserve à ceux dont ils pouvaient attendre des biens, des honneurs, de la protection. Et il rapporte, comme un exemple de leur rare fidélité, et de la sensibilité dont ils sont capables au spectacle des

malheurs d'autrui, le trait de trois d'entre eux qui
se tuèrent pour ne pas survivre à leur maître Abra-
date et à sa femme Panthée : « Par les soins du prince,
on rendit aux morts les honneurs funèbres avec la
plus grande pompe, et il fut édifié à leur mémoire un
vaste monument.... Sur une colonne fort élevée sont
les noms du mari et de la femme, en caractères syriens,
et sur trois colonnes plus basses, on lit cette inscription : « Ici sont les eunuques. [1] » En résumé, ils possédaient de réelles qualités, au dire de l'historien
grec.

Bayle [2] n'en prétend pas moins que c'est « le
dernier attentat du despotisme de confier le gouvernement à ces malheureux. » Il ajoute même : « Partout où leur pouvoir a été excessif la décadence et
la ruine sont arrivées. » Il est vrai que le célèbre critique semble entrer en contradiction avec ses propres
idées lorsqu'ailleurs il convient que « si on eût fait
Henri IV eunuque, il eût pu effacer la gloire des
Alexandre et des César. » C'est là un paradoxe sans
autre portée du reste, et Voltaire a su rappeler à ce
propos que César fut beaucoup plus débauché
qu'Henri IV ne fut amoureux.

Il est évident que la moralité n'a rien à voir avec
la valeur guerrière, et si l'histoire s'est enrichie du
nom de conquérants glorieux, tels César, Henri IV,
Louis XIV, que la pureté de leurs mœurs ne signala
pas particulièrement à l'admiration des peuples —
on n'en doit pas moins reconnaître que nombre de
généraux surent faire preuve, eux aussi, du plus ardent courage, bien qu'un sort néfaste les eût dépouil-

1. Xénoph. *Cyrop.*, l. VII
2. Bayle. *Dict. hist. et critiq.*

lés de leurs organes virils. Les brillantes qualités privées qui valurent au plus populaire de nos rois le
sobriquet de Vert-Galant n'étaient cependant pour
rien, on en conviendra, dans l'origine de leurs succès. Ces généraux ne se montrèrent pas pour cela
moins braves ni moins énergiques.

Les aptitudes morales, le caractère même de l'eunuque sont donc bien sous la dépendance des mêmes causes qui façonnent l'esprit de chacun de nous.
Leur puissance intellectuelle ne relève pas dans des
proportions moindres du milieu où elle se développa.

A cet égard, les mœurs asiatiques sont d'un précieux enseignement : elles montrent l'inanité des
épithètes malveillantes trop souvent prodiguées aux
castrats. Quel abîme ne sépare pas cependant ces
eunuques, gloire du monde antique, conseillers avisés ou généraux habiles, de ces misérables nègres de
Nubie vendus aujourd'hui aux Turcs pour la garde
des harems! Quelle comparaison a-t-on pu raisonnablement établir entre eux ? Ceux-ci ne sont que de
lamentables épaves humaines ; ceux-là furent parfois
des esprits d'élite, et si d'aventure quelques-uns mirent leurs qualités au service des plus vifs appétits
ou des passions les plus basses, ils ne firent après
tout que tomber dans des faiblesses communes au
reste de l'humanité.

Pourquoi les eunuques ne présenteraient-ils pas,
d'ailleurs, ce mélange de qualités et de défauts qui
peuvent, selon l'heure et les circonstances, prêter au
même individu une attitude héroïque ou le faire
montrer au doigt par ses concitoyens ? Rien ne s'y
oppose, et l'histoire des castrats n'est pas, en définitive, si différente de celle des autres hommes. C'est

pourquoi, à côté de ceux qui ne se firent guère connaître que par leurs vices, il en est d'autres qui laissèrent un nom justement célèbre.

Un aperçu de la vie de quelques-uns viendra à l'appui de ces idées générales, et nous devons consacrer les pages suivantes à des détails biographiques qui valent, en somme, par leurs conclusions, relativement à la personnalité si décriée des castrats.

Quelque part Lucien signale un certain Philetœros, eunuque paphlagonien, que Lysimaque nomma gouverneur de Pergame. Il gouverna, paraît-il, avec beaucoup de prudence et de sagesse et s'éteignit, entouré de la vénération de ses sujets, vers l'âge de quatre-vingts ans.

C'était aussi un eunuque, ce philosophe disciple de Platon, Hermias, qui s'était emparé du pouvoir à Atarnée. Aristote, qui était son ami, offrit des sacrifices à ses mânes lorsqu'il eût été livré aux Perses et mis à mort. Il composa un poème en son honneur, et peut-être même épousa-t-il sa fille à quelque temps de là. Hermias était en effet un eunuque bistourné et vraisemblablement l'opération qu'on lui avait fait subir n'avait pas aboli en lui toute faculté génératrice.

On sait que plusieurs eunuques furent patriarches de Constantinople. Du reste, dans l'histoire du Bas-Empire romain, on trouve encore d'une part un conquérant victorieux doublé d'un administrateur remarquable, Narsès, de l'autre un vil esclave, Eutrope, dont les exactions ont laissé leur trace sanglante dans les fastes de Byzance.

Esclave d'un maître arménien qui l'avait fait mutiler tout enfant, Eutrope entra plus tard dans les rangs des eunuques palatins. Ce fut le point de départ de sa fortune, et l'empereur Théodose, séduit par son intelligence et sa fervente piété, lui confia en mourant son fils Arcadius. Sur cet esprit faible et borné, Eutrope sut prendre dès le début une autorité considérable, et ce fut lui en réalité qui gouverna l'Empire, non sans faire pâtir ses sujets de maints abus de pouvoir.

Cependant, il commet une lourde faute, qu'il va payer de sa vie: confiant en son omnipotence, il donne pour compagne à Arcadius, Eudoxie, la fille d'un général franc, mort au service de l'Empire. La jeune *basilissa* ne tarde pas à tenir tête à l'eunuque, dont l'influence l'a élevée à la dignité impériale ; elle veut à son tour personnellement diriger l'État, et intrigue si bien qu'elle arrache à l'empereur la disgrâce de son ministre.

Cela équivaut à un arrêt de mort pour Eutrope. Il n'ignore pas en effet quel souffle de colère son nom seul soulève parmi le peuple: chacun le méprise ou le hait ; Claudien n'a-t-il pas déjà écrit contre lui une satire vengeresse [1]?

L'eunuque sent gronder l'orage et tout éperdu il se réfugie dans le sanctuaire de l'église métropolitaine, où l'éloquence de saint Jean Chrysostome [2] apaisant miraculeusement la fureur de la populace retient les glaives prêts à s'abattre sur la tête du misérable. Il fut momentanément exilé à Chypre ; mais Eudoxie qui n'avait pas éteint dans son cœur tout ressentiment envers le favori déchu, le fit bientôt après ramener à Chalcédoine et décapiter.

1. Claud. *Invectives contre Eutrope.*
2. Saint Jean Chrysostome. *Homélie pour Eutrope.*

Toute différente fut la carrière de Narsès, eunuque d'origine arménienne comme Eutrope, et que la faveur de l'impératrice Théodora avait fait nommer chambellan. On n'ignore pas quel éclat jeta dans l'histoire de Byzance le règne de Justinien et de Théodora, malgré les mœurs relâchées qu'on prêta à l'impératrice. « L'eunuque Narsès, a dit Montesquieu [1], fut encore donné à ce règne pour le rendre illustre. » Les multiples qualités dont il fit preuve suffisent à confirmer cette élogieuse appréciation : lors de la sédition Nika ce fut lui qui par son sang-froid et son habileté vint à bout des meneurs et étouffa l'insurrection que les troupes impériales avaient été impuissantes à réprimer.

Ce jour-là Justinien lui dut son trône, et quelques années plus tard, lorsque les Goths envahirent la péninsule italienne et qu'ils eurent défait plusieurs généraux romains, Narsès reçut le commandement général de l'armée. En deux campagnes successives, il parvint à rejeter l'ennemi hors des bornes de l'empire, ce qui lui valut à la fois le gouvernement militaire de l'Italie et le titre de patrice.

La mort de Justinien, survenant sur ces entrefaites, ébranla son crédit, et l'on conte que l'impératrice Sophie, femme de Justin II, après l'avoir injustement destitué, lui fit remettre une quenouille, seule arme, disait-elle, qui pût convenir aux gens de sa sorte. L'invasion des Lombards, appelés par Narsès dans la péninsule, fut la réponse du célèbre eunuque, qui mourut à Rome l'année suivante.

Malheureusement tous les castrats ne furent pas

___

1. Montesquieu. *Grand. et décad. des Romains*, XX.

des Narsès et certains, parmi eux, ne laissèrent que le souvenir d'une exécrable cruauté. Déjà un eunuque, Halotus, avait préparé, sur l'ordre d'Agrippine, le champignon vénéneux dont trépassa l'empereur Claude. Ce crime contribua, sans doute, à ternir leur renommée.

Ce ne fut pas le seul, au reste, dont ils se rendirent coupables, et saint Nicéphore de Constantinople conte les exactions d'un certain Stéphanus, eunuque d'origine perse, établi préfet du fisc sous le règne de Justinien II. Ce Stéphanus s'était adjoint un moine apostat du nom de Théodore, qu'il avait placé à la tête du Trésor public. L'un et l'autre commirent bientôt toutes sortes d'excès, usant de proscriptions et faisant subir aux citoyens les plus affreux supplices. Leur cruauté atteignit même un patricien, Léontius, que les événements portèrent, peu après, au pouvoir suprême. Son premier soin fut d'ordonner qu'on se saisît des deux acolytes, et ils furent brûlés vifs devant le palais, aux applaudissements de la multitude.

Ailleurs qu'à Byzance, il y avait également des eunuques pourvus de hautes situations. Dans les Actes des Apôtres [1], il est fait mention d'un eunuque très en faveur auprès d'une reine d'Éthiopie, et qui avait été converti par l'apôtre Philippe, au cours d'un voyage à Jérusalem.

A la cour d'Égypte, beaucoup, on l'a vu, devenaient de grands dignitaires : l'un d'entre eux, Pothin, gouverna le pays pendant la minorité de Ptolémée XII Dionysos, et prit part au meurtre de

____
1. VIII, 27. 39.

Pompée [1]. César, contre lequel il avait fomenté une émeute à Alexandrie, le fit mettre à mort.

D'ailleurs, le vainqueur des Gaules n'aimait guère les gens de cette espèce, depuis qu'un autre eunuque, Ganymède, ayant réussi à le couper de ses communications, l'avait tenu quelque temps assiégé dans Alexandrie. Certains ont prétendu que ce même Ganymède n'était eunuque qu'à demi, et qu'il obtint les faveurs de la plus jeune fille du roi.

*
* *

Au ixe siècle, un eunuque nègre, nommé Kafour, à qui le roi Abou-Bekr avait confié le soin d'élever ses enfants, profita de cette circonstance pour s'emparer du trône à la mort de son souverain. Il gouverna l'Égypte pendant vingt ans et protégea les belles-lettres. Le célèbre poète Motenabbi a écrit des poésies en son honneur.

L'activité des eunuques ne s'est du reste pas bornée à la politique ou à l'art militaire. On a dit que Favorinus, le brillant sophiste gaulois de la fin du i[er] siècle, était châtré. En réalité il devait être cryptorchide ou peut-être hermaphrodite. Sa face imberbe et sa voix aux notes aiguës le rendaient tant soit peu ridicule dans un temps où les philosophes affectaient de porter la barbe longue, et s'étudiaient à user d'un débit imposant et viril. Néanmoins, son intelligence vive, son scepticisme éclairé le firent connaître, et ses œuvres, que le temps n'a pas entièrement dispersées, ne se ressentent en rien de l'in-

---

1. Plutarq. *Pompée.* 77. — Appien, *Bell. civil,* II 84. — Cæsar' III, 108.

juste disgrâce que lui avait imposée la nature. Encore
cette disgrâce ne suffit-elle pas toujours à le mettre
à l'abri de certains soupçons, car il disait volontiers,
en manière de plaisanterie : « Il est trois choses dont
je m'étonne: Gaulois, de parler si bien le grec ; eunuque, d'avoir été accusé d'adultère ; adversaire de
l'empereur, d'être encore en vie [1]. »

Au xvie siècle, quelques eunuques surent également moissonner sur les champs de bataille des lauriers glorieux. Ce fut d'abord un renégat italien mutilé par les infidèles, Hassan-Agha, qui devint dey
d'Alger et défendit vaillamment la ville contre Charles-Quint. Disons toutefois qu'une providentielle
tempête vint opportunément au secours de l'eunuque, et anéantit une partie de la flotte. Charles-Quint
lui-même faillit périr dans le désastre.

Plus connu encore est Ali (fig. 12), général qui
commandait l'armée de Soliman II, lors de l'invasion de la Hongrie par les Turcs en 1556. L'historien
de Thou rapporte un mot du valeureux castrat auquel un courrier venait apprendre qu'une ville était
tombée aux mains des chrétiens : « Insensé ! dit
tout à coup le général au courrier qui se lamentait,
de quoi me parles-tu ? De quelle fâcheuse nouvelle
viens-tu m'entretenir ? Voilà, ajouta-t-il en montrant
la place de sa mutilation, voilà ce qui est une perte
vraiment déplorable pour moi, puisqu'elle m'a privé
de ce qui me faisait homme ! »

Vers la même époque, en Perse, sous la dynastie
sévéfie, les eunuques jouirent d'une influence considérable. Un surtout, Sarou-Taki-Khan Mirza, qui

---

1. Philostr. *Vie des Sophistes.* — Suid. — Lucr.

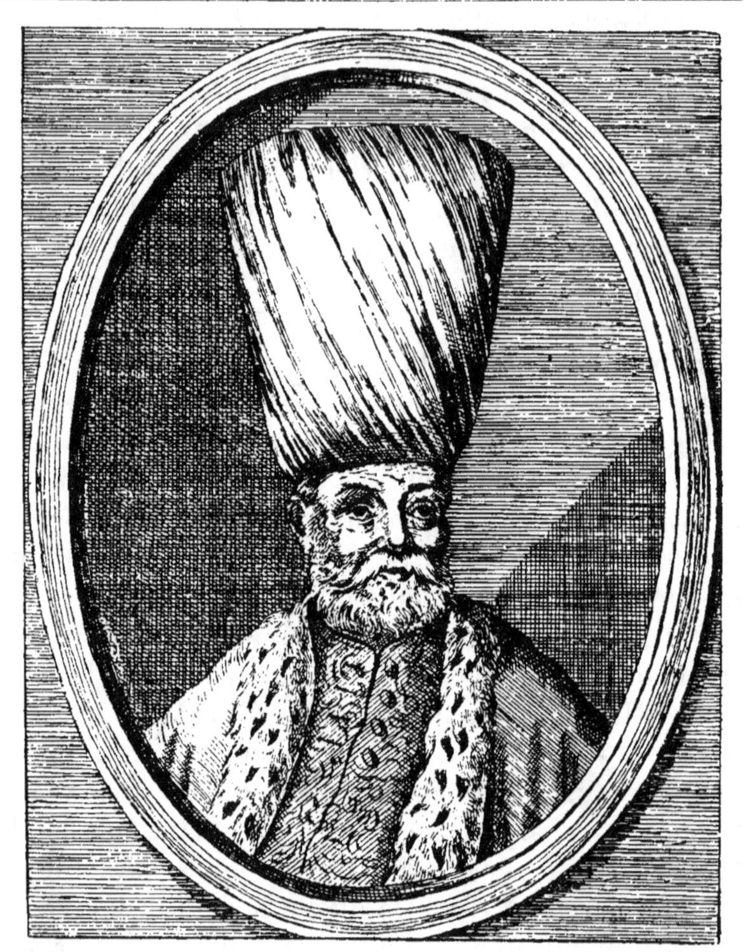

Fig. 12. — Ali, général de Soliman II.
(Cabinet des Estampes.)

devint premier ministre du Chah, est demeuré célèbre ; quelques historiens ne l'ont-ils pas comparé à Richelieu ? En tous cas, à l'exemple du ministre de Louis XIII, il se fit de nombreux ennemis en brisant les cabales des grands, et plusieurs furent impitoyablement mis à mort par son ordre. Oléarius nous l'a dépeint comme un personnage intelligent et plein de zèle, mais autoritaire et vindicatif.

L'époque de sa mutilation n'est pas bien établie, mais les circonstances qui l'entourèrent sortent de la banalité courante et méritent d'être rapportées. Sarou-Taki était soldat. Or, les parents d'un jeune garçon dont il avait, paraît-il, abusé, ayant porté plainte à Chah Abbas-le-Grand, celui-ci les autorisa à se venger eux-mêmes en mutilant le coupable. Mais Sarou-Taki prévint l'exécution en se châtrant de ses propres mains, puis il vint « présenter au roi les marques de son repentir dans un bassin d'or. » Abbas, apitoyé, lui fit donner des soins et l'attacha, une fois guéri, au service du palais [1].

Comme on l'a vu [2], Aga-Mohammed Khan, fondateur de la dynastie régnante des Kadjars [3], avait été mutilé à l'âge de cinq ans par ordre d'Adil Chah. Par la suite, l'usurpateur Kérim Khan ayant su reconnaître ses hautes qualités, le garda auprès de lui ; il avait souvent recours à la sûreté de son jugement dans les affaires les plus importantes.

A la mort de Kérim, en 1779, Aga-Mohammed se sentit en état de s'emparer du pouvoir, but de son

1. Un anonyme a mis en roman les aventures du vizir sous le titre de *Sarou-Taki et Ali-Beck*. (Lorient, Paris, 1752.)
2. Cf. page 91.
3. Il eut pour successeur son neveu Feth-Ali.

ambition depuis longtemps. Excellent cavalier, rompu à la fatigue par des chasses fréquentes, rapidement il quitte Chiraz, rejoint sa tribu, pour bien dire d'une traite, à Astérabad, dans le Mazendéran, et avec l'aide des siens, des membres de la puissante tribu des Kadjars, il parvient à monter sur le trône de Perse.

D'une activité extraordinaire, il réorganise l'armée, établit sa domination sur le Mazendéran, le Ghilan et l'Irak, soumet le Kirman, le Fars, la Géorgie et une partie du Khorassan, quand il est assassiné, en 1797, au début d'une seconde campagne en Géorgie, où les troupes russes avaient pénétré.

Il faut convenir que ces prouesses guerrières cadrent mal avec les idées couramment admises sur la couardise, la lâcheté proverbiale des eunuques. Nous pourrions néanmoins en multiplier les exemples, et naguère encore le Dr Petit écrivait, à propos du gouverneur d'Adoua : « Cet homme, mutilé par vengeance, n'en continue pas moins d'être un des plus braves soldats à la guerre, un des plus intelligents et des plus sages au conseil et de remplir les fonctions de sa place sans faiblesse et sans rien qui indique, au physique ou au moral, une transformation aussi grave dans son économie. »

*
* *

Mais l'Orient n'a pas le monopole exclusif des castrats. On raconte que Paracelse, le père de la médecine hermétique, était eunuque. Le fait n'est rien moins que prouvé, bien que son adversaire, Éraste, ait donné à entendre qu'un porc, de mœurs anthropophages, s'était chargé de cette opération[1]. D'autres ont dit que Paracelse avait été châtré à l'âge de trois ans. Tout cela est fort incertain, mais ce qui semble à peu près établi, c'est qu'il était imberbe, de plus, qu'il exécrait les femmes et que sa mysoginie lui valut même une assez fâcheuse réputation.

N'a-t-on pas fait eunuque également le célèbre « simpliciste » Robin, arboriste et apothicaire attitré de trois rois de France. Ce fut lui que l'École de Médecine de Paris chargea de l'organisation de son jardin botanique. Il introduisit également dans nos pays la culture de l'acacia et il mit en vogue les tubéreuses, dont il préférait écraser les cayeux plutôt que d'en faire don à ses amis. Ce trait de jalousie professionnelle, fort connu de ses contemporains, donna même lieu à une satire latine qu'un médecin adressa à Jean Robin avec cette dédicace :

« *Johanni Robino, totius propaginis inimico nato* »

Par allusion au dragon fabuleux qui gardait le jardin des Hespérides, Gui Patin avait surnommé le farouche apothicaire : *eunuchus Hesperidum*. Mais le mot *eunuchus* signifie-t-il simplement gardien jaloux ou bien doit-il être pris ici au sens propre ?

A ce propos, Bonaventure d'Argonne, qui sous le pseudonyme de Vigneul-Marville publia au xviie siècle de curieux « Meslanges d'histoire et de littérature », rapporte expressément que Robin était eunuque, opinion à laquelle Moréri s'est rangé sans plus ample informé. Les biographies plus récentes nient cependant la castration de Robin et n'y voient qu'un

1. Éraste. *Disput. de medica nora Paracelsi*, I, 237.

contresens de Vigneul-Marville sur le mot de Gui Patin. De plus, quoi qu'on ait dit à ce sujet, il est parfaitement établi que Robin eut un fils, Vespasien, qu'il associa à ses travaux et qui plus tard lui succéda dans sa charge ; d'aucuns ont prétendu, il est vrai, que Vespasien n'était que le frère ou le neveu de Jean.

En réalité, Jean Robin avait été bel et bien marié. Il eut même, de son mariage avec Catherine Duchâtel, trois fils : Vespasien, Jacques et Étienne [1]. De la part d'un eunuque, on ne pouvait raisonnablement exiger davantage.

Sans doute est-ce encore à une fausse interprétation de texte qu'il faut attribuer la réputation analogue qui fut faite au poète Gombauld, ce vieillard « maniéré et coquet » habitué de la chambre bleue d'Arthénice. Aucun contemporain, il est vrai, n'a parlé de cette mutilation. Seul, Tallemant des Réaux a écrit dans ses « Historiettes » au sujet du poète : « Il est grand et droict et a assez de cheveux. Quoyque vieux, il a encore bonne mine. Il est vray qu'estant un peu ridé, il a tort de ne porter qu'un filet de barbe ; cela est cause que dans la comédie des « Académistes [2] » il y a :

« Gombauld, pour un chastré, ne manque pas de feu. »

Il n'en faut pas davantage pour créer une réputation.

En 1795, une chanson courut à travers Paris. Elle commençait par ces vers plus que médiocres :

Maurepas devient tout puissant,
V'là c'que c'est que d'être impuissant.

1. H. Fisquet. *Biogr. génér. de Hoefer*.
2. De Saint-Évremond.

Or, celui qui fut ministre de Louis XV, puis de Louis XVI, était-il en réalité impuissant, voire même eunuque, ainsi qu'on l'en soupçonnait ? La question reste en suspens. A la vérité, l'arrivisme souriant et impertinent qui caractérise la noblesse du xviii⁰ siècle fut le trait dominant de son caractère, mais il s'y joignait chez lui une sécheresse de cœur toute particulière qu'on s'empressa d'attribuer à tort ou à raison, à son organisme incomplet. En dépit du mariage, d'ailleurs stérile, de Maurepas, et d'une paternité clandestine que l'intéressé se gardait bien de nier, cette opinion resta accréditée à la Cour comme à la ville, et elle s'est perpétuée jusqu'à nous.

Enfin l'on a dit que Boileau et Buffon étaient, eux aussi, des eunuques: Tous deux furent atteints, il est vrai, de la même maladie, la pierre, mais ils n'étaient châtrés ni l'un ni l'autre. Boileau, qui avait été fort mal taillé à l'âge de quatre ans, souffrit sa vie durant des suites de son infirmité. Quelquefois en effet il arrive que les opérations portant sur les voies urinaires sont suivies de frigidité plus ou moins complète, ainsi qu'il advint à Pierre III après une lithotritie. Il a été fait mille contes de cet accident survenu à Boileau, et les biographes y substituèrent même la ridicule histoire d'un duel avec un dindon qui aurait guéri, pour le reste de ses jours, le futur poète de tout désir amoureux.

Quant à Buffon, d'un mariage contracté en 1762 avec Mˡˡᵉ de Saint-Belin, il eut un fils, colonel de cavalerie, qui périt sur l'échafaud révolutionnaire quinze jours avant la chute de Robespierre.

En dépit de la légende, certains de ces prétendus eunuques firent donc souche fort honorable. Mais celui qui fut très réellement castré et que ses malheurs, plus encore que ses talents, ont rendu illustre entre tous, ce fut Abélard, l'immortel amant d'Héloïse (fig. 13). Au moment où il connut cette dernière et devint son précepteur, le célèbre moine avait trente-huit ans. « Il sut toucher de telle manière le cœur d'Héloïse et lui mit le feu au corps si furieusement par sa belle plume et sa belle voix que la pauvre femme n'en put guérir de sa vie [1]. » La réputation d'Abélard était alors considérable : rival heureux de Guillaume de Champeaux dans ces thèses publiques chères aux subtils dialecticiens de l'époque, il était devenu le chef incontesté de l'École de Paris. Sa renommée, comme théologien, était universelle, et les disciples se pressaient en foule autour de la chaire où le maître professait avec un si vif éclat.

Mais bientôt l'astre parut subir un sensible déclin. La passion d'Abélard pour la nièce du chanoine Fulbert emplissait son cœur et occupait son esprit tout entier : « Le plaisir me dominait tellement, écrit-il [2], que je ne pouvais plus me livrer à la philosophie, ni donner mes soins à mon école... Je faisais mes leçons avec abandon et tiédeur, mon esprit ne produisait plus rien. Je me bornais à être l'écho des anciennes traditions, et s'il m'arrivait de composer des vers, c'étaient des chansons d'amour et non des axiomes de philosophie. »

A quelque temps de là, cet amour ne tarde pas à porter ses fruits, et Héloïse s'aperçoit qu'elle va être mère. Éperdue, redoutant de ne pouvoir cacher désormais la vérité aux yeux de son oncle, elle

1. Bayle. *Dict. hist. et crit.*
2. *Hist. calamit.*

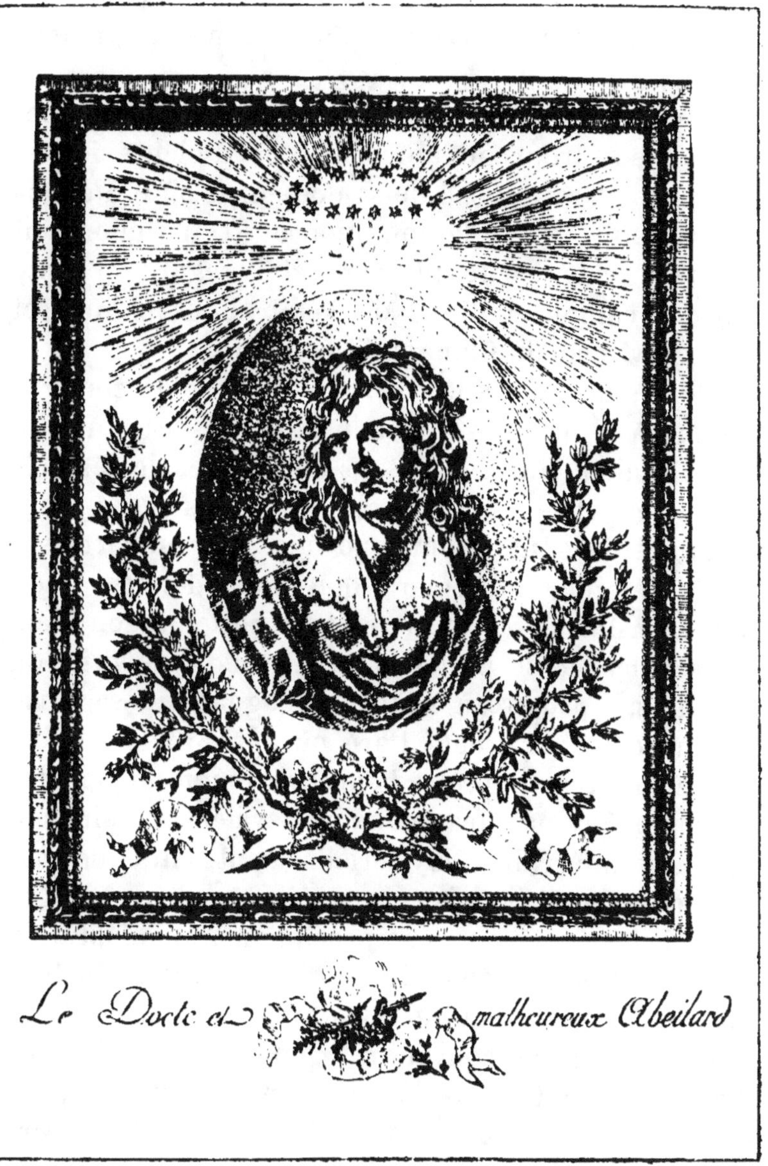

Fig. 13. — Abélard (Cab. des Estampes).

se laisse enlever et conduire en Bretagne auprès de la sœur d'Abélard, Denyse. Là, elle met au monde un fils.

Ces événements inattendus ont enfin tiré le chanoine de sa trop confiante quiétude. Il pleure, il menace : Abélard, touché de sa douleur, s'offre à épouser Héloïse, mais à la condition que cette union soit tenue secrète, car le mariage était regardé à cette époque comme indigne de l'état philosophique et des graves méditations qu'il comporte.

Cependant l'amante héroïque refuse de compromettre à ce prix l'avenir et la gloire réservés à celui qu'elle aime. Par des raisons admirables de désintéressement et de tendresse, elle lui représente que les hommes de génie n'ont que faire de s'embarrasser d'une famille, qu'Abélard doit l'abandonner à son triste destin et se consacrer tout entier à son idéal de science et de philosophie. La tendresse virile du moine sait réduire à néant ce magnanime sacrifice et tous deux regagnent Paris où, après une nuit passée en prières, un prêtre bénit leur union au pied des autels. Désormais les époux ne devaient se voir qu'à de rares intervalles, mystérieusement, afin que nul ne soupçonnât jamais ce qui s'était passé.

Mais les événements se précipitent : au mépris de la discrétion promise, Fulbert s'empresse de tout divulguer, soulevant ainsi les protestations d'Héloïse qui se réfugie au couvent d'Argenteuil pour se dérober au ressentiment du chanoine. Ce dernier, ne voyant là qu'un expédient d'Abélard pour se débarrasser définitivement de sa femme, forme aussitôt le projet de punir ce qu'il croit être une trahison. Il gagne à sa cause un serviteur d'Abélard, il s'assure le con-

cours de quelques parents, et certaine nuit le moine,
saisi, ligotté, mis dans l'impossibilité absolue de se
défendre, est atrocement mutilé par les misérables.

L'inconsolable Héloïse, à la suite de ce drame,
prit définitivement le voile au couvent d'Argenteuil,
qui lui avait donné asile. Son époux se retira alors à
l'abbaye de Saint-Denis où, quelques mois plus tard,
les clercs vinrent en foule le solliciter de reprendre
son enseignement interrompu de manière si tragique.

CHAPITRE VII

> « Les *castrati* d'Italie sont comme un
> instrument dont l'ouvrier a retranché le
> bois pour lui faire produire des sons. »
>
> Montesquieu.

Un rapport étroit unit le développement du larynx
et celui des organes génitaux, et chez les individus
qui, pour une cause quelconque, subissent un arrêt
de croissance dans le dernier de ces appareils, on
observe constamment l'arrêt parallèle de développement des muscles et des cartilages laryngés. Il en
résulte une modification complète du timbre et de la
hauteur de la voix qui reste alors chez l'adulte ce
qu'elle est chez la femme ou l'enfant, une voix de
contralte ou de soprane.

Le même phénomène se produit chez les eunuques,
la suppression complète de la glande génitale ayant
pour conséquence invariable un arrêt de développement de l'appareil phonateur. Dupuytren eut l'occasion
de disséquer le larynx d'un individu castré très jeune :
cet organe était d'un tiers moins considérable qu'il ne
l'est habituellement ; les cartilages étaient peu développés, et la circonférence de la glotte avait un dia-
mètre très inférieur à la normale. Semblables cons-

tatations ont été faites par divers auteurs, entre autres Godard [1].

Mais ce qu'il faut noter en outre c'est que dans le cas où la castration a été effectuée après l'âge pubère, c'est-à-dire à une époque où le larynx a acquis son parfait développement, il se manifeste aussi, le plus souvent, un changement dans la qualité du son. La voix ne redevient pas juvénile, il est vrai, mais l'atrophie qui suit l'opération agissant sur les différentes pièces du larynx, et en particulier sur sa musculature, les sons émis ont un caractère de discordance, d'inégalité très caractéristique.

Toutefois il semble exceptionnel que l'opération pratiquée chez l'adulte élève la voix d'une octave, en un temps relativement court, ainsi qu'on l'a prétendu.

Quant aux eunuques castrés dans leur prime jeunesse, ils gardent, leur vie durant, une voix glapissante, aux notes aiguës de soprano, et cela donna l'idée de les utiliser pour imiter les voix de femmes au théâtre, les voix des anges dans les églises [2].

---

1. E. Godard. *Égypte et Palestine*. Paris, 1867.

2. On a observé chez certains individus un trouble particulier de la voix parlée, qu'on a désigné de voix *eunuchoïde*, caractérisé par une exagération d'une octave environ sur le timbre habituel de la voix normale. Ce n'est pas là le résultat d'un trouble de croissance ou d'un défaut organique des organes laryngés ou génitaux ; c'est un trouble fonctionnel dans l'émission et la pose de la voix qui se rattache au phénomène de la mue. Il existe alors une véritable contracture des cordes vocales que l'on peut également constater sous l'influence de fatigue, de surmenage oratoire.

« Cette manière de parler, aussi désagréable que ridicule disparaît en quelques jours d'exercices phonateurs bien con-

Du reste, cette anomalie de développement était connue des anciens, et voici quelle explication Aristote en donnait : « Tous les animaux, quand on les châtre, changent et ils inclinent à la nature féminine ; comme la force nerveuse qui est dans le principe vient à se détendre, ils prennent une voix pareille à celle des femelles. Ce relâchement se produit alors comme il se produit dans la corde qu'on a d'abord tendue, et à laquelle on ôte le poids mis pour la tendre. On sait que c'est là ce que font les tisserands ; ils tendent la chaîne qu'ils travaillent en y accrochant des pierres qu'on appelle des *laïes*. C'est de la même manière que les testicules sont naturellement suspendus, relativement aux canaux spermatiques ; et ces vaisseaux dépendent de la veine qui va du cœur à l'organe même qui met la voix en mouvement. Aussi, quand les canaux spermatiques viennent à changer, vers l'âge où ils commencent à pouvoir sécréter le sperme, cet organe change en même temps. Avec le changement de cet organe survient celui de la voix. La voix devient alors ce que quelques naturalistes appellent la voix de bouc, quand elle devient rauque et inégale. A la suite de ce changement, les progrès de l'âge développent et constituent la voix grave ou la voix aiguë. Quand les testicules sont enlevés, la tension des canaux se relâche, à peu près comme la corde et la chaîne se détendent quand on retire le poids. De même cet organe étant détendu, le principe qui

duits, et chose curieuse, ce n'est pas une voix de ténor que les sujets retrouvent, mais le plus souvent une voix de baryton et quelquefois même de basse. » (Chéroin, *Soc Méd. Chir.*, nov. 1902.)

met la voix en mouvement se trouve relâché dans la même proportion [1]. »

Mais laissons Aristote et cette physiologie toute primitive. Ce que l'on constate, c'est que la voix de l'eunuque reste infantile : elle ne tombe pas d'une octave à l'époque de la puberté comme chez l'homme normal. De plus le registre vocal acquiert généralement plus d'étendue et son ampleur devient considérable. Cette particularité si marquante devait assurer aux eunuques une place considérable dans l'histoire du chant.

A l'époque du Bas-Empire romain, les castrats étaient déjà admis, en qualité de chanteurs, dans les édifices religieux, où les femmes ne pouvaient faire entendre leur voix, conformément à la parole de saint Paul qui voulait que la femme se tût à l'église. Une partie des chantres de la chapelle impériale était donc recrutée parmi les castrats.

Macrobe, dans ses *Saturnales*, fait mention de ces chanteurs mutilés et l'historien Sozomène [2] rapporte qu'un eunuque du nom de Brisôn, homme de confiance de l'impératrice Eudoxie, fut chargé d'organiser des chœurs de fidèles orthodoxes, et de diriger l'exécution des hymnes que saint Jean Chrysostome se réjouissait d'opposer aux réunions chorales des Ariens. Ces manifestations musicales n'allèrent pas sans entraîner quelques désordres, et au cours d'une bagarre entre hérésiarques et fidèles, Brisôn reçut une pierre à la tête. Les chœurs des Ariens furent alors interdits, mais leurs adversaires purent continuer ces pieux exercices.

1. Arist. *Gener. Anim.*, V, vi § 12.
2. Sozomène. *Hist. ecclés.*, VIII, 8.

Dès le XIIe siècle, le nombre des eunuques chanteurs s'accrut considérablement, et ils se répandirent un peu partout en Europe, témoin l'eunuque Manuel qui vint en 1137 s'établir professeur de chant à Smolensk, en compagnie de deux autres castrats.

De l'Église grecque ils passèrent à l'Église romaine, et dès le XVIe siècle, ils emplissent les églises et les chapelles privées. En 1569, on en trouve six dans la chapelle du duc de Bavière, sous la direction du « divin » Orland de Lassus, le contemporain et le rival du réformateur de la musique sacrée, le célèbre Palestrina, celui qui devait révolutionner cet art par le plain-chant et l'éducation musicale des castrats.

C'est vers la même époque en effet qu'ils firent leur apparition dans le chœur même de la chapelle pontificale. Jusque-là, à Rome, les parties de soprani étaient tenues par des *falsetti* ou *hauts-ténors* qui chantaient en voix de fausset aigu. La plupart étaient espagnols. Les *falsetti* cédèrent difficilement la place à leurs adversaires, mais l'extraordinaire virtuosité des eunuques les fit adopter d'une manière définitive. L'un des premiers qui furent admis à la chapelle, Girolamo Rosini, fut cependant chassé par ses rivaux dès ses débuts. Le pauvre castrat découragé voulait abandonner son art et prendre l'habit de l'ordre sévère de saint François, dans lequel il était défendu de chanter, mais le pape ordonna qu'il reprît sa place à la chapelle pontificale.

Quelques-uns de ces chantres mutilés jouirent d'une renommée très grande, deux d'entre eux surtout : Allegri, l'auteur du *Miserere*, et Francesco Grossi dit Siface.

On peut se demander en raison de quelle paradoxale faiblesse l'Église, qui s'était montrée jadis si sévère dans la répression de l'eunuchisme, pût encourager, tout au moins par son silence, le commerce des castrats en Italie. Il est certain qu'on ne fit jamais expressément, sur l'incitation de l'Église, des eunuques pour le service des chœurs, mais nul n'ignorait que ceux qui se présentaient à la chapelle pontificale étaient les bienvenus, et que l'autorité ecclésiastique ne se livrait à aucune espèce d'enquête sur la manière dont la voix de soprano leur avait été conservée.

Aussi, bien des parents pauvres ou simplement cupides faisaient-ils de bonne heure castrer leurs enfants mâles. Ceux qui n'obtenaient pas de situation à la chapelle étaient toujours certains de trouver au théâtre un emploi de *sopraniste*. C'est ainsi qu'un commerce clandestin d'eunuques ne cessa de prospérer en Italie, et jusqu'au commencement du siècle dernier, on voyait dans les rues de Naples des enseignes ainsi conçues : *Ici on châtre proprement et à bon marché*.

Il en était de même par toute la péninsule et certaines villes, Macerata et Leccia entre autres, étaient infestées de ces trafiquants. Tout comme autrefois, des chirurgiens improvisés se recrutaient parmi les barbiers — *nocini* — qui n'hésitaient pas à inscrire au-dessus de leur porte l'indication de leur vile profession :

Qui si castrano maravigliosamente i putti.

En 1772, le duc de Wurtemberg fit venir de Pologne deux de ces chirurgiens qu'il chargea de lui fournir à discrétion des soprani pour sa chapelle privée.

Vers la fin du xviiie siècle trois cents eunuques environ étaient encore employés en Europe dans les chapelles et les théâtres, et certaines années, plus de deux mille enfants subissaient la castration en Italie, principalement dans les états ecclésiastiques.

Certains papes se rappelèrent cependant ce précepte de saint Thomas d'Aquin que toute mutilation doit être interdite aux individus comme attentatoire à la souveraineté divine, et dès le xvie siècle des édits de Grégoire XIV tentèrent d'abolir la pratique de la mutilation des enfants.

Par la suite, Clément XIV défendit « toute préparation au chant ayant pour but de donner une voix artificielle aux jeunes garçons. » Il proscrivit la castration des États romains, mais cela ne l'empêcha pas de garder des eunuques dans la Chapelle. Cette contradiction entre l'acte et le verbe lui valut même de la part d'un littérateur italien, Parini, qui rédigeait la *Gazette de Milan*, une mystification dont toute l'Europe se divertit à l'époque. Un jour, il imprima sous la rubrique de Rome la note suivante : « Le Saint-Père Ganganelli, pour bannir à jamais le crime de la castration, malheureusement trop répandu en Italie, ordonne qu'on ne reçoive plus ni dans les églises ni sur les théâtres des États romains aucun chanteur qui ait subi cette opération infamante. Il engage en outre tous les princes chrétiens à promulguer cette même défense dans leurs États. »

Cette note supposée fit sensation et les félicitations arrivèrent de toutes parts au Vatican qui fut obligé de la démentir.

Rien n'est plus curieux que les raisons invoquées dans un ouvrage purement doctrinal du reste, et non « de foi[1] », par un autre pape, Benoît XIV, pour justifier dans une certaine mesure l'incroyable tolérance du pouvoir spirituel à l'égard de la castration.

Examinant donc l'usage que l'Église peut faire de la musique et du chant, sous la réserve expresse d'éviter le mélange du sacré et du profane, le pontife commence par rappeler l'Encyclique qu'il a publiée sur ce sujet en 1749 et qui traite amplement la question. Il aborde ensuite la justification de l'emploi des eunuques dans la musique d'église, et telle est, en substance, son argumentation : « Des voix pieuses se sont élevées pour réclamer une condamnation solennelle de cette pratique qui, disent-elles, cause un grand scandale et contribue à donner à la musique sacrée un caractère de mollesse efféminée trop voisin de la licence mondaine qui règne au théâtre. Ces eunuques ne pourraient-ils pas être, à la rigueur, remplacés par des enfants ? Ce serait abolir la seule raison qui perpétue un crime monstrueux dont sont victimes de jeunes garçons, souvent par la complicité de leurs parents !

Il faut tout d'abord se référer au premier canon du Concile de Nicée et aux canons des Apôtres. On y voit que l'Église a fait une sage distinction entre le castrat volontaire — absolument indigne — et la victime innocente d'une opération chirurgicale reconnue indispensable, ou d'une violence à laquelle elle n'a pu se soustraire.

Il convient de rappeler ensuite la question qui

1. *De synodo dioecesana*, lib. XI, cap. VII,

fut agitée par de nombreux casuistes au xvie et au
xviie siècles : « Un père autorise la castration de son
fils ; celui-ci y consent ; le médecin garantit que
l'opération (laquelle n'a d'autre but que de faire entrer l'enfant parmi les chanteurs d'église) ne sera pas
mortelle : peut-on y procéder ? » Quelques casuistes ont opiné pour l'affirmative [1], mais la plupart ont
répondu non.

L'Église en effet a toujours condamné la castration volontaire, même dans la personne d'Origène.
Tout au plus pourrait-on, à l'exemple du pape Alexandre III, laisser à un prêtre, victime de cette pieuse
erreur, une partie de ses droits canoniques : le
pontife se contenta d'interdire à ce malheureux de
dire la messe [2]. Mais jamais l'Église n'a autorisé la

---

1. La voix, disaient-ils, est une faculté plus précieuse que
la virilité, puisque c'est par la voix et le raisonnement que
l'homme se distingue des animaux. Si donc, pour embellir la
voix, il est nécessaire de supprimer la virilité, on peut le faire
sans impiété. Or, les voix de soprani sont tellement nécessaires pour chanter les louanges du Seigneur qu'on ne saurait en
mettre l'acquisition à un prix trop élevé. (Sayrus, Salonius,
Mendoza, etc.)

2. Un eunuque en effet ne saurait exercer la prêtrise ; toutefois il convient de signaler, ne serait-ce qu'à titre de curiosité, ce que Minon raconte, dans son *Voyage en Italie* : « Il
faut que je vous dise, pendant qu'il m'en souvient, un assez
plaisant secret qu'on a trouvé ici en faveur de certains prêtres musiciens. Vous savez qu'un prêtre doit être un homme
complet, et c'est une loi sans exception. Néanmoins comme
on a remarqué que cette perfection du corps apporte quelquefois du désagrément à la voix, et que d'un autre côté la
douceur de la voix est d'une grande utilité pour mieux in-
sinuer les choses, soit à l'église, soit à l'opéra, on a trouvé
un milieu pour accommoder l'affaire et il a été convenu qu'un
prêtre ajusté pour la musique pourrait exercer la sacrificature

castration en vue du recrutement de ses chanteurs.

Il y a lieu toutefois, ajoute cependant le pontife, de remarquer que la question peut être posée en ces termes : Le pouvoir civil, bien qu'il condamne dans ses lois la castration, la tolère en fait pour assurer à la musique d'église des exécutants qui lui sont nécessaires, dans l'état présent de son organisation. L'usage en est établi depuis longtemps dans la chapelle pontificale ; l'autorité ecclésiastique, qui n'a pas à intervenir dans cette opération, va-t-elle empêcher ce qu'une habitude communément répandue réclame ?

Il est clair, répond Benoît XIV que les faits, ainsi présentés, *ne nous mettent pas dans l'obligation de prononcer une défense absolue qui mettrait les évêques dans une position difficile en les exposant à perdre une partie de l'affection des peuples, dont ils ont un besoin constant...* Qu'ils se règlent donc sur ce seul principe immuable : préserver la musique sacrée des licences du théâtre, soit dans les airs, soit dans le choix des instruments, soit dans l'attitude des exécutants. C'est en vertu de ce principe que nous avons interdit aux chanteurs de notre chapelle pontificale de jamais paraître sur une scène profane. »

En résumé, le pape ne croyait pas devoir empiéter sur les attributions du pouvoir civil, et dans l'in-

aussi bien qu'un autre pourvu qu'il eût ses *nécessités* ou, si vous aimez mieux, ses *superfluités* dans sa poche. Je ne voudrais pas m'engager à produire l'acte de ce règlement qui peut n'avoir été donné que de vive voix ; mais, quoi qu'il en soit, je sais de source certaine que la chose existe comme je vous la dis. »

térêt du *bel canto*, il consentait à fermer les yeux sur ce qui se passait ; cela donna même à Voltaire l'occasion de faire observer qu'au xviiie siècle, il n'y avait plus que le Grand Turc et le pape qui se livrassent à la fabrication des eunuques. L'esprit frivole de l'époque n'étant sans doute pas étranger à cette coupable faiblesse, et les mœurs, plus fortes que les lois qui punissaient de mort la castration, avaient fait tomber cette pénalité en désuétude.

Il faut bien dire aussi — et ce n'est pas là une excuse, mais une explication — que, grâce aux eunuques, l'art du chant avait atteint une perfection jusqu'alors inconnue.

Les castrats recevaient en effet une éducation musicale très sûre, et tout enfants, ils entraient dans l'une des nombreuses écoles de chant qui florissaient à cette époque en Italie. Là, ils s'initiaient pendant de longues années à toutes les difficultés de la lecture, et la plupart finissaient par acquérir, avec une science impeccable, une facilité étonnante d'improvisation sur un thème donné. Leur virtuosité était sans égale et on peut dire qu'après eux le chant entra en décadence. Aussi leurs contemporains ne leur ménagèrent-ils pas les éloges les plus exaltés, et tous ceux qui ont parlé des eunuques chanteurs vantent le brillant, la légèreté, la force et l'étendue de ces voix qui, convenablement ménagées, duraient fort longtemps.

*
* *

Sur la scène, les castrati remplissaient les rôles de femmes, bien qu'à un certain moment Clément XIV eût prescrit aux directeurs de théâtres de faire tenir ces emplois par des femmes et non plus par des eunuques travestis.

Du reste, beaucoup possédaient une voix de contralte et ils pouvaient également remplir d'autres rôles, où ils réussissaient presque toujours à merveille. C'est ainsi que le xvii⁰ et le xviii⁰ siècles assistent à l'apogée de la gloire des eunuques chanteurs.

Déjà Louis XIII attache un certain nombre d'« incommodés », comme on disait alors, à la chapelle de la Cour. « Ce fut feue Mme de Longueville, raconte Tallemant des Réaux, qui s'avisa la première, ne voulant pas prononcer le mot de *châtré*, de dire cet *incommodé*, en montrant un châtré (du nom de Bertod), qui chantait fort bien et qui vint à la Cour du temps du cardinal de Richelieu. « Mon Dieu ! mademoiselle, disait-elle à Mlle de Senecterre, que cet incommodé chante bien ! » Depuis on appela ainsi tous les châtrés de ces comédies en musique que le cardinal Mazarin faisait jouer. »

Un autre castrat célèbre, ce fut Balthazar Ferri, surnommé le « roi des musiciens » qu'une foule enthousiaste alla recevoir à trois milles de Florence, lorsqu'il y revint après avoir quitté le service du prince Wladislas de Pologne.

Citons encore Matteuci qui conserva, jusqu'à quatre-vingts ans passés, la flexibilité de voix d'un jeune homme ; enfin, un élève de Porpora, Carlo Broschi dit Farinelli, dont le génial talent parvint à guérir de sa mélancolie le roi d'Espagne Philippe V. « Sa voix était considérée comme une merveille parce qu'elle était si puissante, si sonore, si parfaite et si riche dans son étendue, tant au grave qu'à l'aigu, qu'on n'en a point entendu de semblable... L'art de conserver et de reprendre la respiration avec tant de douceur et de facilité que nul ne s'en apercevait a commencé et fini en lui [1]. » Il triompha d'abord dans toute l'Italie, et à Vienne, où l'empereur Charles VI l'accompagnait parfois au clavecin. En 1734, il se rendit en Angleterre, puis il passa en Espagne où il resta vingt-cinq ans, et où il fut mêlé de très près à la politique.

Ce fut la reine d'Espagne qui eut cette heureuse inspiration de faire venir Farinelli et de tenter la guérison de Philippe V en faisant chanter devant lui le célèbre castrat. Le succès dépassa son espérance : le souverain mélomane manifesta la joie la plus vive, félicita l'exécutant dans des termes émus et finalement lui demanda ce qu'il désirait qui lui fût accordé. « Je prie Votre Majesté de daigner se rendre en personne à son conseil », répondit l'eunuque. Le prince, surpris, jeta un regard sur la reine, sur ses courtisans, il comprit leur touchante tentative et, sans ajouter une parole, il partit présider le Conseil des ministres.

A partir de ce moment, la neurasthénie profonde dont il souffrait alla s'atténuant, il s'attacha de plus en plus à celui qu'il considérait comme son sauveur, et Farinelli acquit à la Cour une influence considérable. Plus tard il se retira dans sa patrie, avec une pension de quatre-vingt mille livres qui lui fut continuée par Ferdinand VI et Charles II, et il alla finir ses jours aux environs de Bologne, dans un palais

---

1. *Le Chant, ses principes et son histoire*, Th. Lemaire et Lavoix fils, Paris, 1881.

splendide qu'il devait à la libéralité de son protecteur [1].

Sans atteindre à la renommée de Farinelli, certains castrats jouirent également d'une haute répu-

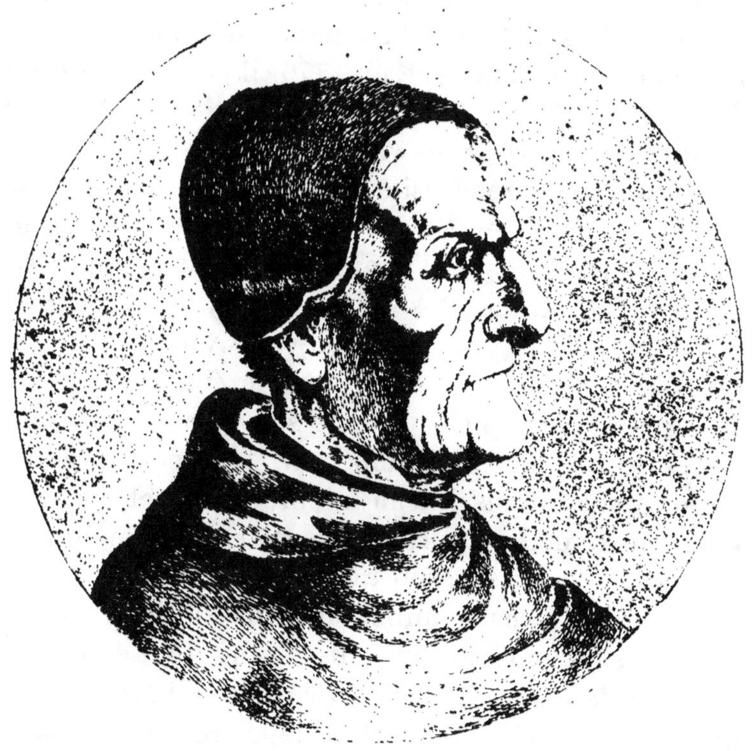

Fig. 14. — Un castrat célèbre, Guadagni.

(D'ap. une ancienne gravure.)

tation, entre autres Monticelli, Majorano plus connu sous le pseudonyme de Caffarelli, Senesino, et surtout Guadagni (fig. 14), qui interpréta à Vienne dans

1. L'existence extraordinaire de Carlo Broschi a été portée sur la scène dans un opéra comique, la *Part du diable* : elle a également fourni le sujet d'un vaudeville intitulé *Farinelli*.

un style inimitable le rôle d'Orphée que Gluck avait
spécialement écrit à son intention. Guadagni était
venu à Paris en 1754 et il s'était fait entendre au
concert spirituel d'abord, puis à la Cour. Vers 1770,
il se trouvait à Vérone lorsque l'Électrice de Saxe,
charmée de son talent, l'emmena à Munich. Il y sé-
journa quelque temps et, en 1776, il passait à la Cour
de Prusse. L'année d'après il se rendit à Padoue, et
ce fut là qu'il passa les vingt dernières années de sa
vie, usant avec générosité de sa grande fortune. On
admirait surtout en Guadagni le sens du pathétique
joint à une intensité d'expression toute particulière.

En 1809, un mezzo-soprano qui est resté inégalé,
Crescentini (fig. 15), chanta devant Napoléon le rôle
de Roméo, de *Romeo et Giuletta*, de Zingarelli. Après
la grande scène qui se termine sur l'air « Ombra ado-
rata » on raconte que l'empereur, transporté d'admiration pour un aussi beau talent, fit remettre à l'artiste l'ordre de la Couronne de Fer, en témoignage
de la grande satisfaction qu'il avait éprouvée.

Cependant, dès le milieu du xviiie siècle, quelques
amateurs de musique avaient compris tout ce qu'il y
avait de dangereux pour l'art véritable dans cet abus
que les eunuques faisaient de leur prodigieuse facilité : « Nos acteurs, écrivait Algarotti [1], pensent que
toute l'habileté consiste dans des éclats et des sau-
tillemens de voix de note en note, et que le chant
brille infiniment moins dans le simple et le naturel
que dans le difficile et l'extraordinaire... Croire qu'il
faut toujours surprendre les auditeurs par des difficultés inouïes, c'est chercher à fatiguer leur atten-

---

1. *Essai sur l'opéra*, traduit de l'italien du comte Algarotti,
par M***. Paris, 1773.

tion, c'est prendre pour la fin ce qui n'est que le
moyen. La raison éclairée apprend à chanter simplement, et non à chanter de la gorge, à rendre des
sons pincés comme ceux de la harpe. Quand on né-
glige ces règles essentielles et qu'on ne connoît pas
le véritable goût du chant, on court risque de déna-

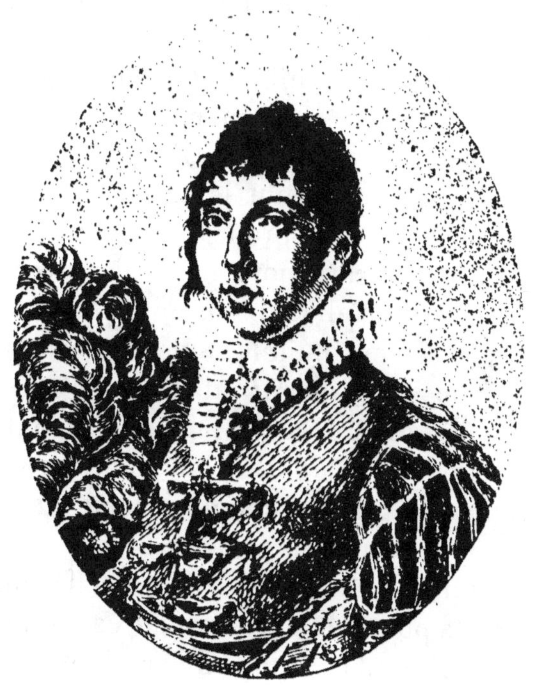

Fig. 15. — Crescentini (Cab. des Estampes).

turer la plus belle musique, de lui ôter sa force et
sa majesté, de la rendre efféminée et licencieuse,
d'en affaiblir l'expression par un tas de roulades, de
cadences, de martellemens, de balancemens, d'éclats
et de chutes. On peut même lui donner une immense
uniformité, en prodiguant les mêmes traits sur tou-

tes sortes d'airs, et il est bien à craindre que par le masque dont on les couvre, ils ne se ressemblent tous, comme ces femmes qui, avec leur rouge et leurs mouches, paraissent être toutes de la même famille. »

C'est la meilleure critique que l'on ait faite de l'art des sopranistes et de l'École de chant italienne; et en 1759, Voltaire écrivait au comte Algarotti : « Votre *Essai sur l'opéra* a amené la réforme du règne des castrats... »

Néanmoins, il fallut plus d'un demi-siècle encore avant que leur succès commençât de s'épuiser sur les scènes des différents pays d'Europe, jusqu'au jour où Rossini ayant écrit pour le castrat Velluti la partition d'un opéra [1], le sopraniste, suivant la coutume de son école, en prit si fort à son aise avec les mélodies du maître qu'elles devinrent méconnaissables et que la pièce n'eut qu'une seule représentation.

A partir de ce moment, du reste, l'art musical subit avec les œuvres de Gluck, de Spontini, une évolution considérable, et les malheureux virtuoses, ne trouvant plus guère à employer leurs talents, disparurent peu à peu de la scène.

Mais quelques-uns demeurèrent attachés au chœur de la chapelle pontificale: le dernier capellmeister de la Sixtine, Mustapha, était universellement connu. Léon XIII cependant avait réprouvé, lui aussi, l'emploi des castrats, et Pie X a renouvelé l'interdiction et défendu d'en accepter au Vatican.

On n'en raconte pas moins qu'il s'en trouve encore trois ou quatre et parmi eux l'un des plus célèbres chantres de la Sixtine, Moreschi. C'est là une asser-

---

1. *Aureliano in Palmira*, représenté à Milan en 1814.

tion des plus contestables et même, en 1903, à Lyon où il était allé se faire entendre, Moreschi n'hésita pas à actionner devant les tribunaux le directeur d'un journal local qui avait adjoint au nom du célèbre artiste l'épithète de castrat. Moreschi prouva qu'il était marié, voire père de plusieurs enfants, et il obtint sans difficulté gain de cause.

A l'heure actuelle, la plupart des exécutants de la Sixtine sont en effet mariés, et M. le comte B... qui est fort renseigné sur les choses de Rome, nous affirme que ces magnifiques voix de soprani et de contralti, en tous points semblables à la voix des anciens eunuques de la chapelle, appartiennent à des hommes parfaitement virils, tel Gavazzi qui a femme et enfants. Il n'y a plus aujourd'hui d'eunuques chanteurs en Italie; le dernier serait mort il y a quelques mois. On les a remplacés à nouveau par des *falsetti*, dont l'École ne cessa jamais de fonctionner à l'ombre de la chapelle pontificale alors même que les castrats y régnaient en maîtres.

Ainsi les premiers chantres du Vatican ont eu leur revanche ; ils ont fait avec dom Perosi, le successeur de Mustapha, leur réapparition d'une manière qui paraît devoir être cette fois définitive. Semblable changement n'est-il pas plus conforme d'ailleurs à la dignité même de l'Église... et de l'humanité ?

CHAPITRE VIII

LES EUNUQUES ORIENTAUX

> « La jalousie inventa l'art de mutiler
> les hommes pour s'assurer de la fidélité
> des femmes et de l'innocence des fil-
> les. »
>
> VOLTAIRE.

Avec la religion de Mahomet et la polygamie qui en est la conséquence, l'usage de la castration s'est perpétué en Asie et l'on ne cessa jamais d'y fabriquer des eunuques. S'il apparaît toutefois comme certain que le Coran constitue la base de toute la civilisation ultérieure des sectateurs de l'Islam, il n'en serait pas moins injuste de vouloir rendre responsable de l'eunuchisme la religion musulmane.

Nous avons essayé de montrer que c'est là une institution dont il faut chercher la source à l'origine même des peuples de l'Orient, et qu'on retrouve partout, même chez les Hébreux. Gédéon n'employait-il pas des eunuques à la garde de ses nombreuses femmes ? Et après lui, David ? Et enfin Salomon dont le gynécée comptait des concubines par centaines ?

Ces habitudes polygames n'étaient, à tout prendre,

que le reflet de la tradition asiatique pieusement
transmise par les Perses et les Mèdes. Il convient
donc de considérer Mahomet, parmi les autres personnages de l'Orient, comme l'un des plus réservés
dans ses mœurs, puisqu'il n'eut guère, au cours de
sa vie, qu'une quinzaine de femmes, et qu'il semble
n'avoir jamais possédé d'eunuques à son service.

Bien que la polygamie, du reste, soit de règle chez
les musulmans, l'Islam ne laisse pas de condamner
l'usage des eunuques. Le Livre des Lois, *El Ktal*,
reconnaît bien que l'eunuchisme est un des rouages
indispensables de l'organisation sociale en Asie, mais
il accompagne cet aveu d'importantes réserves :

« Nous avons trouvé l'institution des eunuques
chez les Grecs, chez les Romains et chez les peuples
qui nous ont précédés... L'eunuque est contraire à
l'Islam, à ses principes et à sa morale. *Est-ce que notre
saint prophète a eu besoin d'eunuques ?* Est-ce que
l'Arabe du désert et de la tente se sert de ces
hommes incomplets ?

« On ne peut que blâmer l'usage inconsidéré que
les Turcs font des eunuques blancs et noirs, car cet
usage tend à perpétuer l'abominable pratique de la
castration. Mais qui ne sait que les Turcs ont depuis
longtemps quitté le droit chemin de l'Islam pour
suivre une route tortueuse qui finira par faire d'eux,
s'ils n'y prennent garde, des schismatiques aveugles,
indignes de la prépondérance religieuse et politique
qu'ils ont voulu exercer sur les fils de l'Islam. »

Les mahométans, on le voit, se sont chargés de
faire eux-mêmes le procès de la détestable coutume
qui sévit parmi eux. Ils ont du reste reproché à
ceux qui introduisirent les premiers l'eunuque dans

la société orientale d'avoir contribué de la sorte à la corrompre par les mœurs des grands.

Les eunuques constituent en effet un luxe coûteux, permis aux seuls favorisés de la fortune, et l'on sait que la moralité des castrats n'est pas toujours à l'abri de la critique. Aussi ne faut-il pas s'étonner si la pédérastie, en partie grâce à eux, est devenue la plaie actuelle de l'Orient, après avoir été le chancre qui rongea les peuples anciens.

« La loi, dit à ce propos du Bisson [1], ne punit pas ce crime odieux. C'est une chose naturelle. Les harems sont pleins de ces jeunes hommes à l'œil langoureux, aux formes efféminées, au teint pâle, à la démarche lascive. »

Et l'exemple de ces mœurs vient, comme toujours, de ceux dont le devoir serait de les réprimer. En 1854, le vice-roi d'Égypte, Abbas-Pacha, qui mourut à ce qu'on a prétendu, d'une apoplexie foudroyante, fut en réalité assassiné, puis mutilé par deux de ses mignons, sur l'instigation de la princesse Naslé.

Souvent les voyageurs ont mentionné les mœurs déplorables des personnages du Caire ou d'Alexandrie qui possèdent des négrillons châtrés. Il en est de même à Constantinople. N'a-t-on pas prétendu jadis que bien des guerres contre les chrétiens n'avaient eu d'autre but que de procurer des enfants à la débauche des Turcs ?

En Perse, la plupart des poètes, Sadi, Rumi, ont exalté le culte des déviations sexuelles. Un monument de la littérature religieuse de l'Inde, le *Kama-Sou-*

1. R. du Bisson. *Les femmes, les eunuques et les guerriers du Soudan.* 1868.

Ira, qui date du début de notre ère, parle également d'eunuques semblables à des courtisanes et qui vivaient du salaire accordé à leurs complaisances [1].

Aujourd'hui, ce vice se cache sous l'égide de la polygamie qui suffirait, à elle seule, à expliquer la pérennité de l'eunuchisme. On sait en effet que les Orientaux ont de tout temps résolu dans le sens de l'affirmative cette question de la pluralité des femmes.

Du reste, les bonnes raisons ou plutôt les mauvaises n'ont pas manqué aux défenseurs de la polygamie pour en justifier l'usage, sans songer qu'une institution semblable met la femme au ban de la société.

Un des arguments le plus fréquemment invoqués pour en dissimuler les motifs réels, est celui-ci : dans les climats chauds où les femmes cessent de bonne heure d'être belles et fécondes, il convient que l'homme, resté vigoureux, remplace une épouse vieillie, inféconde ou malade, par une autre plus jeune, dans le but louable de sauvegarder l'avenir de sa race.

En outre, l'intérêt social n'exige-t-il pas que soit compensé le temps perdu par les incommodités

---

1. Le commerce pédérastique fait par des eunuques s'observe encore sur certains points de l'Inde. Cette classe spéciale d'invertis avait même en 1852 un roi résidant à Dehli ou à Furrukabad ; les hommes formaient un groupe de cinq ou six, vivant dans une seule maison, sous la présidence de l'eunuque le plus âgé appelé *yooroo*. (Lacassagne, Art. *Pédérastie* du *Dict. Encycl.*)

En 1855, à Lucknow, il y avait comme autrefois à Rome, une rue occupée par des eunuques se livrant à la prostitution.

naturelles aux femmes et par les grossesses ?

On a même été jusqu'à invoquer l'observation des lois qui régissent le règne animal, où il n'existe en général qu'un mâle pour plusieurs femelles. Ce dernier argument, est-il besoin de le faire remarquer, n'est pas moins discutable que les autres. Cependant on n'en a pas moins conclu que l'homme devait être naturellement polygame, puisque le nombre des peuples polygames était quatre fois plus considérable que celui des peuples monogames.

La vérité sur ce point est beaucoup plus simple, et il ne faudrait pas la chercher bien loin. Elle réside sans doute dans le tempérament sensuel des Orientaux, asservis à leurs instincts par l'ardeur du climat, le genre de vie, et aussi l'atavisme.

Leurs lois, moins favorables aux femmes que les nôtres, ont de tous temps incité les hommes à ne voir en elles que d'agréables instruments de plaisir et rien davantage. Comme la variété est l'un des stimulants les plus efficaces des passions amoureuses, on conçoit que le nombre des concubines dans un harem soit en raison directe de la fortune de chacun. Et si l'Asiatique les fait aussi étroitement garder par des eunuques avec lesquels sa jalousie ombrageuse croit n'avoir pas à compter, c'est parce qu'il les considère comme son absolue propriété, comme un bien dont il lui est loisible de disposer au gré de ses caprices et sur lequel il s'adjuge tous les droits. Il aime la femme avec une ardente sensualité, et c'est là ce qui rend compte de l'état de dégradation morale et d'esclavage auquel les Orientaux ont réduit leurs compagnes. « Il se cache en effet dans toute sensualité un fond de haine, parce qu'il s'y cache un fond de jalousie bestiale [1]. »

Malgré ou à cause de cette claustration, la fidélité ne paraît pas être la vertu dominante des musulmanes. Quel attachement du reste ces malheureuses pourraient-elles montrer à l'égard d'un maître qui leur impose une servitude tyrannique, tout en les oubliant parfois dans le plus injurieux abandon ? Aussi ne faut-il pas être surpris de les voir engager une lutte sourde mais incessante contre leurs geôliers et chercher à leur dérober par tous les moyens un peu de cette liberté qui leur a été ravie.

D'un pareil conflit entre la ruse féminine et le despotisme de l'homme, ce dernier n'aurait pu sortir à son avantage s'il n'avait appelé à son aide

> « ... ces monstres d'Asie
> « Que le fer a privés des sources de la vie [2]. »

Encore les eunuques deviennent-ils souvent, par esprit de lucre ou pour toute autre cause, les complices des femmes. Et lorsque celles-ci peuvent en avoir un ou deux à leur discrétion, elles ne craignent pas de s'aventurer dans le sentier des amours interdites, où l'épaisseur de leurs voiles, l'uniformité de leurs vêtements les fait à ce point semblables les unes aux autres que le mari trompé peut les croiser sur son chemin sans seulement soupçonner l'étendue de son malheur.

Les Orientaux n'en continuent pas moins à employer des eunuques et à les considérer comme les gardiens les plus sûrs de leur honneur conjugal,

1. P. Bourget.
2. Voltaire. *De la nature des plaisirs.*

bien que les garanties de fidélité qu'ils paraissent donner soient parfois illusoires.

Les eunuques d'Asie se subdivisent en effet, comme dans l'antiquité, en eunuques complets et incomplets. Ces derniers sont alors, ou bien des eunuques de naissance, c'est-à-dire des sujets cryptorchides chez lesquels les testicules, bien qu'existant en réalité, ne sont pas descendus dans les bourses, ou bien des individus ayant subi tout jeunes l'ablation ou le froissement testiculaire. Or, on sait que dans ce dernier cas, quelques vaisseaux séminifères peuvent échapper à l'atrophie résultant de l'attrition. De plus, nombreux sont les sujets cryptorchides en état de remplir vaillamment le devoir conjugal.

C'est assez dire que les eunuques de cette sorte ne sont pas le moins du monde à l'abri d'intempestifs réveils de leur virilité, et les scandales qui peuvent s'ensuivre sont encore assez communs. En voici un exemple, entre cent :

Il y a trente ans, naquit dans le harem du grand-chérif de La Mecque un enfant nègre qui lui fut présenté comme étant son propre fils. Le chérif était de race blanche, et la mère était une admirable Circassienne dont les chairs n'avaient rien à envier à l'éclat du plus pur Carrare.

Justement ému, quoique confiant encore dans la vertu de ses femmes, le chef de la religion compulsa le Coran, mais en vain, car il n'y trouva pas l'explication du phénomène. Aussi prenait-il difficilement son parti de l'aventure, lorsqu'un soupçon terrible traversa soudain son esprit. Il fit épier le chef de ses eunuques, un nègre superbe, lequel fut surpris, dans un appareil qui ne permettait de conserver aucun doute sur la nature des occupations auxquelles il se livrait, en dehors de celles qu'on lui avait attribuées.

Ce fils de Cham n'avait jamais cessé de trahir la confiance de son maître, et il avait obtenu, à différentes reprises, les faveurs des femmes du grand-prêtre. Toutes pouvaient être soupçonnées : toutes furent mises à mort. Le chérif renouvela entièrement son harem, mais il prit cette fois pour le garder des eunuques dont la mutilation complète, dûment constatée, était à ses yeux la garantie la plus sûre de la pureté de leurs mœurs.

Cette dernière méthode d'éviration a prévalu chez les Turcs, bien qu'elle ne soit pas de règle générale. Et c'est peut-être un tort, car « si les femmes du harem n'étaient pas surveillées, elles se donneraient au premier venu. » Telle est du moins l'opinion de Godard [1], qui signale l'eunuque comme l'habituel complice de l'inconduite féminine.

Toujours vêtu avec recherche, et grand amateur de bijoux, l'eunuque constitue, si l'on peut dire, le domestique de distinction. C'est l'homme de confiance : il fait les achats, s'occupe de l'intendance de la maison, mais par-dessus tout son état en fait le commensal ordinaire des femmes.

De même qu'à Rome et à Byzance, c'est lui qui les escorte lorsqu'elles se rendent aux bains, et l'on sait que toute musulmane d'un certain rang doit y faire acte de présence chaque vendredi, jour saint des enfants du prophète, et s'y venir purifier.

1. E. Godard. *Égypte et Palestine*, 1867.

L'eunuque (fig. 16) s'arrête dans la première salle, où les femmes déposent leurs babouches, et en attendant sa maîtresse, qui passe au *hammam* la plus

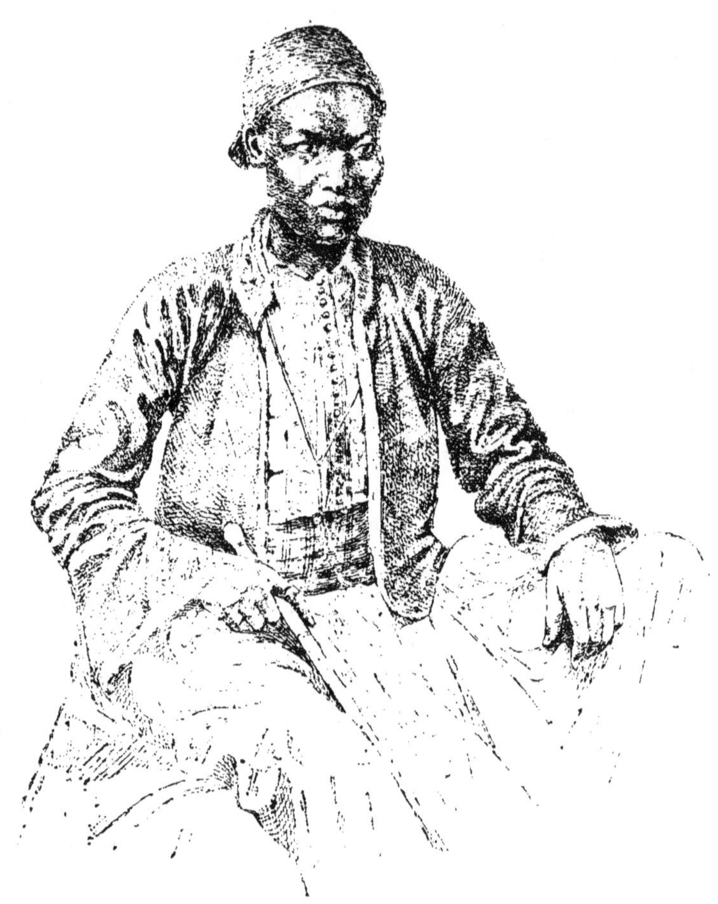

Fig. 16. — Eunuque du Caire.

(D'ap. une lithographie de Léveillé.)

grande partie de cette journée de liberté, il va rejoindre les autres eunuques dans une pièce spéciale où chacun, selon ses goûts, s'abandonne à son ardeur du jeu ou à sa passion du *haschich*.

Les femmes des hauts dignitaires, des marchands aisés, sortent également les autres jours de semaine pour se visiter entre elles, quelques-unes accompagnées de l'inévitable eunuque.

Naguère encore les femmes des personnages opulents ne circulaient ainsi que dans des carrosses somptueux, surchargés de clinquant et chamarrés de dorures, aux stores baissés avec soin, et dont un eunuque à cheval surveillait jalousement chaque portière.

Ce n'était pas la liberté, certes, mais ce n'en était pas moins un progrès réalisé sur les siècles précédents : au XVIIe siècle, jamais les femmes ne sortaient du harem sauf peut-être les sultanes et leurs dames d'honneur que le Grand-Seigneur, raconte Tavernier, faisait venir, quand il lui plaisait, dans les jardins du sérail, ou qu'il menait parfois à la promenade. Mais avec quel excès de précautions ! « Quatre eunuques noirs portent une manière de pavillon sous lequel est la sultane et le cheval qu'elle monte, à la réserve de la tête du cheval qui sort du pavillon dont les deux pièces de devant lui prennent le col et se joignent au-dessus et au-dessous. »

Si les femmes, victimes de cet esclavage impitoyable, ne pouvaient guère quitter le harem, il était peut-être plus difficile encore aux profanes d'y pénétrer. « Il n'y a point de monastère de filles dans la chrétienté, pour régulier et austère qu'il puisse être, dont l'entrée soit plus étroitement deffenduë aux hommes... »

Au siècle dernier pourtant, la discipline étroite qui

tenait fermées les portes des gynécées orientaux, s'est progressivement relâchée, et grâce à cette circonstance différents voyageurs purent explorer ces sanctuaires jusqu'alors impénétrables et nous en révéler les secrets.

Lady Montague, une des premières, en franchit le seuil, et la chronique scandaleuse prétend même qu'elle poussa le souci de l'information jusqu'à se faire initier *ab experto* à toutes les pratiques amoureuses du sérail. La princesse Belgiojoso qui vécut longtemps en Orient, fut également admise dans l'intimité de nombreuses princesses; elle a écrit, sur leur genre de vie, de piquantes révélations.

Malgré tout, en Asie Mineure aussi bien qu'en Égypte, le harem est resté jusqu'à nos jours, comme le veut sa signification première, la chose sacrée, le « lieu interdit » confié à la garde des eunuques.

Seuls les proches parents des femmes, aux jours de grandes fêtes religieuses, lors de la naissance d'un fils ou à l'occasion de sa circoncision, sont admis à leur faire une visite de courte durée. Autrement, les femmes turques vivent rigoureusement entre femmes; jamais un homme, sauf leur gardien lorsqu'elles appartiennent à la classe riche, ne les accompagne ou les aborde.

Récemment encore, les marchandes juives qui venaient proposer leurs étoffes ou leurs bijoux étaient reçues dans une pièce spéciale par les eunuques, qui servaient d'intermédiaires et réalisaient, sur ce genre de négociations. d'appréciables bénéfices.

Exception faite pour le maître, et aussi pour le médecin au cas d'absolue nécessité, l'entrée du harem reste donc formellement interdite aux hommes.

A de rares intervalles, pourtant, l'interdit est levé en faveur de quelque haut personnage venu pour rendre visite au sultan. C'est ainsi que l'empereur d'Allemagne, Guillaume II fut reçu au Nouveau-Sérail, lors de son voyage à Constantinople.

Pour ce qui est du médecin, il ne peut être admis dans le harem qu'accompagné d'un eunuque qui s'empresse à cette occasion de faire rentrer toutes les femmes dans leurs chambres respectives. La consultation se borne le plus souvent à interroger la malade sommairement sur les effets de son mal et à lui tâter le pouls. Encore est-ce à travers un crêpe, de manière à éviter un contact trop intime [1].

Quelques musulmans fanatiques gardent pieusement ces traditions surannées, et l'on rencontre encore, dans les rues de Stamboul comme à Alexandrie, les femmes de certains harems, le visage complètement voilé du *yachmak*, enveloppées du *féradjé*, sorte de domino de couleur sombre, et escortées du vigilant eunuque. Mais la femme du peuple en Turquie n'a pas conservé ce respect pour le voile traditionnel : elle relève une fois pour toutes l'étoffe noire

---

1. Jamais on n'appelle un médecin pour un accouchement. C'est toujours aux compagnes plus âgées de la jeune mère qu'est dévolu le soin de la délivrer.

Un chirurgien militaire, le Dr Anselmier, a raconté jadis qu'ayant été appelé au Caire pour opérer d'un polype de l'utérus une favorite du vice-roi, il dut se contenter, comme aides, des compagnes de la favorite. « N'eussent été leurs lamentations quand elles virent l'opérée endormie et pareille à une morte, dit-il, tout aurait marché pour le mieux. » Afin de lui permettre de pénétrer sans danger dans le lieu interdit, Son Altesse avait pris soin de passer son propre collier autour du cou du chirurgien.

qui la gêne et la plupart des femmes jeunes et jolies montrent ainsi à tout venant leur visage agréable.

Les prescriptions les plus rigoristes se sont adoucies avec le temps, et peu à peu les mœurs européennes s'infiltrent dans cet Orient mystérieux. Les femmes jouissent d'une liberté plus large de jour en jour; elles vont et viennent sans contrainte.

On ne voit pour ainsi dire plus de ces vastes carrosses dorés, peints d'oiseaux et de fleurs, qu'entourait l'escorte des eunuques. C'est en landau ou dans de luxueuses victorias que les *hanoums* élégantes circulent à travers les rues de la ville. Un voile transparent estompe légèrement les traits de ces filles de la Géorgie au type d'une pureté incomparable; et les plis soyeux du *djar* [1], flottant autour d'elles, dissimulent à peine la toilette de coupe européenne qui remplace les somptueux vêtements d'autrefois [2].

---

1. Sorte de manteau à capuchon.

2. Aujourd'hui les femmes du harem d'Abdul-Hamid reçoivent même des journaux de modes de Paris, bien que le chef des eunuques ne consente, dit-on, à les leur laisser voir qu'après avoir supprimé d'un coup de ciseau — inoffensives représailles! — la tête de ces images impures.

Beaucoup de musulmanes sont donc vêtues à l'européenne et il paraîtrait même que naguère un firman du sultan les autorisa à sortir le visage découvert et le chef orné, si bon leur semblait, des plus récents modèles de Paris ou de Londres. Pareille licence n'eût pas manqué de soulever les protestations indignées des vieux musulmans respectueux des coutumes de l'Islam. Mais cette décision fut abrogée presque aussitôt, une jeune princesse ayant pris la fuite sur ces entrefaites en compagnie d'un attaché d'ambassade dont elle devint par la suite la très légitime épouse.

L'aventure fit quelque bruit, malgré le soin qu'on prit de la tenir secrète, et pour éviter qu'elle se renouvelât, les mesures

Seules ou accompagnées d'une esclave, elles se rendent, en cet équipage tout moderne, dans les promenades et les magasins de Péra, qui évoquent suffisamment à leurs yeux les splendeurs des libres pays d'Occident.

Chez elles, elles s'occupent volontiers d'art, de musique ou de littérature.

C'est ainsi que l'existence de la femme, tout au moins en Égypte et en Asie Mineure, tend à se rapprocher de ce qu'elle est en Europe, et il semble bien que ce bouleversement total dans les mœurs résulte du discrédit notable où tombe de plus en plus la polygamie.

L'Égypte actuelle, à l'exemple de ses gouvernants, semble y avoir à peu près renoncé, et bientôt le harem ne sera plus que l'appartement privé de la femme légitime « représentant à elle seule le gracieux génie du foyer [1]. »

Les Turcs, eux aussi, paraissent devoir marcher, dans un avenir assez proche, sur les traces du valeureux Soliman qui, dit-on, engagea sa foi à la seule Roxelane. Le sultan lui-même, bien qu'il garde son harem, lequel constitue pour lui un luxe traditionnel, se contente, paraît-il, des quatre femmes légitimes que lui permet le Coran. Et comme chaque année, à l'occasion des fêtes, les gouverneurs de provinces lui adressent les plus belles filles de son

anciennes furent remises en vigueur pendant assez longtemps ; de nouveau les femmes furent surveillées, avec plus de sévérité encore que par le passé. Cela ne laissa pas de faire subir un temps d'arrêt à la question de l'émancipation féminine.

1. Fathma-Alié. *Les femmes musulmanes*. Paris, 1896.

empire, il s'empresse de les marier à quelques-uns des innombrables fonctionnaires du palais.

La plupart d'entre eux du reste sont monogames. Car si un mari, possédant une femme jeune et bien portante lui faisait l'injure d'en prendre une autre, la première épouse aurait légalement le droit de se refuser à vivre aux côtés de l' « ortak », de la seconde femme que son mari aurait choisie.

Contrairement aux lois anciennes qui autorisaient la polygamie sans restriction, le Cher'y musulman défend d'avoir plus de quatre femmes, et les conditions que comporte ce droit sont si difficiles à remplir que la plupart y renoncent. Chaque épouse doit en effet habiter une maison particulière ; chacune de ces maisons doit comprendre un nombre égal de chambres, dont les meubles et les tentures doivent être identiquement semblables et de même valeur. Bien plus, les vêtements, les bijoux doivent être les mêmes pour chacune des femmes légitimes.

On conçoit que toutes ces conditions souvent irréalisables n'aient pas peu contribué à l'extinction partielle de la polygamie. Partielle, disons-nous ; il ne faudrait pas s'exagérer en effet l'importance de cette transformation dans les coutumes anciennes, surtout en ce qui concerne les classes privilégiées. Le prophète n'a jamais limité le nombre des concubines, et l'article du Coran qui autorise la possession d'autant de courtisanes qu'on peut en nourrir n'a jamais été rapporté. Beaucoup de musulmans continuent donc, en toute sainteté, à passer auprès de leurs concubines les six jours de la semaine que la loi religieuse ne leur enjoint pas de consacrer aux amours légitimes.

C'est dire que la polygamie n'est pas encore un vain mot dans la civilisation orientale, et que l'eunuque, son indispensable soutien, n'est pas tout à fait déchu de la situation prépondérante qu'il occupa dans les siècles passés.

Dès le XVIIe siècle, à la Cour du Grand-Seigneur, ainsi qu'on nommait alors le sultan de Constantinople, il existait deux classes d'eunuques : les eunuques noirs, complètement émasculés, auxquels était attribuée la garde des femmes et qui étaient autorisés à pénétrer à toute heure dans leurs appartements — c'était même là un des devoirs de leur charge — et les eunuques blancs, chargés d'emplois divers dans les autres parties du sérail, et simplement « coupés », c'est-à-dire n'ayant subi que l'avulsion testiculaire.

Le nombre de ces eunuques était alors plus élevé peut-être qu'il ne l'est à l'heure actuelle. Et dans tout l'Orient, en Égypte, en Asie Mineure, aux Indes il n'était pas de particulier ayant quelque bien qui n'entretînt un ou deux eunuques attachés à son harem.

Il en résultait un trafic des plus importants, et en l'année 1659 on émascula, dans le royaume de Golconde, jusqu'à vingt-deux mille individus. A la même époque, le roi de Boutan jetait chaque année plus de vingt mille mutilés sur les marchés d'esclaves. Seul de tous les princes indiens le Grand Mogol avait interdit cette barbarie dans ses États, mais il faisait venir des provinces voisines les eunuques dont il avait besoin.

La misère favorisait singulièrement le recrutement de ces malheureux. Lorsque la disette venait à sévir, c'était même le plus souvent le père ou la mère qui livrait l'enfant à des châtreurs de profession.

Si la victime était d'un certain âge, ils se contentaient de lui enlever les testicules, mais sur un sujet tout jeune, l'opérateur pratiquait habilement l'éviration totale. Dans ce dernier cas, il n'en réchappait guère ; aussi en Turquie ou en Perse, les vendait-on jusqu'à six ou huit cents écus, tandis qu'un eunuque ordinaire dépassait rarement le chiffre de cent à cent cinquante.

Les provinces de l'Inde fournissaient alors la presque totalité des eunuques de race blanche ou cuivrée[1]. Quant aux noirs, ils venaient déjà de l'Égypte ou du Soudan. Leur prix était en rapport avec leur laideur, car, étant donné l'usage auquel on les destinait, ce qui passe d'ordinaire pour un défaut devenait une qualité fort prisée des traitants et de leur clientèle.

Quelques-uns de ces eunuques devenaient tout puissants, mais non sans avoir franchi au préalable chacun des degrés de la hiérarchie particulière qui les régissait.

A la Cour de Constantinople, quatre surtout bénéficiaient de charges importantes: le grand chambellan (*hazodabachi*), l'intendant du Trésor, commis à la garde des joyaux de la couronne (*khazinadarbachi*), le grand échanson (*kilargibachi*) et l'intendant général des palais (*saraï-agasi*). Enfin, à leur tête était le chef des eunuques du palais impérial (*capi-*

---

1. Jusqu'au début du xixe siècle, il existait dans les provinces méridionales de la Russie de grandes tribus de mahométans, dont toutes les classes employaient des eunuques. Beaucoup étaient vendus sur les marchés turcs.

aga ou *capou-agasi*) qui se tenait toujours dans le voisinage immédiat du sultan et remplissait près de lui les fonctions d'introducteur. Toutes les affaires de l'État passaient par ses mains avant d'être soumises au souverain. Le grand-vizir lui-même ne pouvait pénétrer auprès du sultan que présenté par le capi-aga.

C'est dire le rôle considérable joué par ce personnage dans l'empire. Du reste les coutumes se sont à peine modifiées sous ce rapport depuis trois siècles.

Quelque considérable que fût sa puissance, le capi-aga ne franchissait jamais le seuil du harem. Au delà, les eunuques noirs, véritables gardiens des épouses et des concubines impériales, avaient seuls le droit d'accompagner le maître. Un des officiers, les plus considérables de La Porte, le *kislar agasi* ou *Gizler agasi*, les commandait. C'était un eunuque noir qui jouissait du même crédit et des mêmes prérogatives que le chef des eunuques blancs.

Par l'entremise de ces nègres mutilés, les pachas désireux de s'assurer la faveur du souverain adressaient des présents aux sultanes. Ils ne manquaient jamais à cette occasion de faire des cadeaux aux eunuques, dont quelques-uns amassaient des fortunes immenses. Après la mort de leurs propriétaires, ces richesses faisaient retour aux coffres du sultan.

Plus tard, les eunuques noirs eurent deux chefs[1] : l'un pour le Nouveau-Palais, résidence des femmes

---

1. L'eunuque en chef du harem est souvent désigné du terme de *dari seadet agasi*, qui signifie : chef de la maison de félicité.

du sultan régnant, l'autre pour le Vieux-Palais, occupé par celles de son prédécesseur. Parfois même cet emploi fut confié à des eunuques blancs, complètement émasculés, bien entendu.

Le trésorier du harem est toujours choisi parmi les eunuques, mais les autres dignités qui leur étaient réservées ont disparu ou se sont transformées. Au commencement du siècle dernier, on créa de nouveaux emplois ; les plus importants furent occupés par le premier eunuque de la sultane mère (*validé agasi*), par l'eunuque gouverneur des princes (*shahzadéler agasi*), le surveillant de la grande chambre des femmes (*buink oda agasi*), celui du petit divan (*kutchuk oda agazi*), enfin par les deux *imans* de la mosquée du harem.

Depuis lors, cette organisation n'a varié que sur quelques points de détail.

De nos jours il n'y a plus guère au sérail que des eunuques noirs. Un firman du sultan datant déjà de quelques années a en effet interdit qu'on fît désormais des eunuques blancs dans l'Empire. Ceux qui restent sont de vieux eunuques à qui l'on abandonne la surveillance des veuves des princes défunts, logées à la pointe du sérail, dans le Vieux-Palais.

Toutefois, le Grand-Eunuque [1] actuel est un eunuque blanc. Il est, avec le chef de la religion et le

1. En 1869, le duc de Cossé-Brissac accompagnait en Égypte, pour l'inauguration de l'isthme de Suez, l'impératrice Eugénie dont il était le chambellan. De passage à Constantinople, le duc fut l'objet de prévenances sans nombre de la part du Grand-Eunuque. Et comme un peu surpris, il lui demandait la raison de ses politesses excessives : — Oh ! monsieur le duc, répondit l'eunuque d'un air aimable, je sais les égards que l'on se doit entre confrères.

Grand-Vizir, une des trois Altesses du Royaume, une des forces de l'État, « la grande impuissance occulte». Son gouvernement s'étend sur les quatre mille femmes du harem impérial, et sur les six mille eunuques attachés à leur service.

Il échappe à tout contrôle et ne relève que du sultan, aux côtés duquel il paraît le vendredi, à la parade du Selamlik. Autrement c'est un personnage que nul ne peut approcher. La muraille infranchissable qui sépare du commun des hommes l'Altesse mutilée présente pourtant un point vulnérable : le Grand-Eunuque est un collectionneur très épris de dentelles anciennes. Il possède, dit-on, des pièces uniques au monde, et c'est à la faveur de cette circonstance que J. de Bonnefon, porteur d'un point de rose rarissime, put obtenir de lui une audience particulière. Il observa donc de près pendant quelques instants l'étrange personnage, et en traça par la suite un portrait des plus curieux: « Il marche sur les talons, se tient cambré en arrière, les mains ouvertes et placées au haut des jambes à plat, comme si Son Altesse voulait garder furtive et secrète la profanation d'elle-même. Ces mains osseuses, noires, longues, posées ainsi à plat semblent être une immense feuille de vigne séchée et noircie. Aucune bague d'ailleurs ne les orne.

Le Grand-Eunuque est de haute taille. Le buste très court est monté sur des jambes longues et grêles. Le cou maigre et long porte une tête crevassée, branlante et poussiéreuse, la peau n'est pas noire, elle est terne comme serait un parchemin longtemps enseveli dans l'humidité d'un caveau. Les yeux sont marrons et l'orbe qui les entoure est d'un blanc bleuté. Ils ont des éclats intermittents comme en donnent les feux qui se meurent.

Les lèvres sont énormes, des bourrelets gercés qui s'ouvrent sur des dents d'une blancheur brillante et d'une régularité parfaite. Les paupières se baissent parfois et longuement, et nulle expression ne peut rendre le comique de ces yeux fermés et baissés, mouvement adorable des vierges qui s'ignorent...

Son Altesse se met à parler... Sa voix est quelque chose d'inouï, d'inimaginable. Qui a entendu ce son l'a pour toujours dans les oreilles : cela commence comme un parler d'enfant, par un zézaiement ; puis cela monte comme un sifflement de sirène. Puis cela s'interrompt et cela reprend avec un bruit de hoquet. Et les notes s'interrompent, se brisent pour reprendre, se renouent pour se briser encore, avec des langueurs, des piaillements, des crépitements. Par moment, le son est pénétrant comme si une vrille perçait l'oreille de l'auditeur. Et tout à coup il semble qu'une autre voix éclôt, nouveau phénix, dans les cendres d'une autre voix. C'est la dislocation du son, la folie de la cacophonie, une sorte de cri de coq, qui finirait en roucoulement de pigeon. »

Son âge? Il paraît soixante-dix ans et en a peut-être cinquante. Sénilité précoce, en rapport avec la mort prématurée de la plupart des eunuques, surtout de ceux qui ont subi l'opération complète.

Mais telle est la règle: seuls, ces derniers sont admis dans les appartements privés des femmes. On y tient la main avec une rigueur extrême ; plus encore depuis le jour où un faux eunuque qui avait réussi à s'introduire dans le harem y fut découvert et écorché vif. L'objet de son crime est exposé à la curiosité de tous, dans un globe de cristal taillé, placé à l'entrée du Vieux-Sérail.

En Turquie comme en Égypte, la plupart des eunuques sont des esclaves. Quelques-uns cependant ont été affranchis par leur maître, à moins qu'ils se soient tout simplement enfuis pour reprendre leur liberté.

Certains font preuve d'un savoir assez étendu, et Godard a cité l'exemple de deux d'entre eux qui firent leurs études médicales et exercèrent même la médecine pendant quelques années.

En général, on leur témoigne beaucoup de déférence, et au bazar où on les rencontre fréquemment, marchands et simples particuliers traitent fort honnêtement ces êtres anormaux.

Tant qu'ils n'ont pas atteint douze ou quatorze ans les eunuques se distinguent difficilement des autres enfants de leur âge : mais déjà leur voix est frêle et d'un timbre au-dessus de la normale. « S'ils sont Abyssins, dit Godard, ils ont une jolie figure, et alors ils servent fréquemment aux plaisirs de leurs maîtres. » Parvenus à l'âge adulte, ils sont pour la plupart très grands et très maigres, avec des bras et des jambes d'une longueur démesurée.

On a quelquefois jugé très sévèrement leurs procédés à l'égard des femmes confiées à leur surveillance. Quelques écrivains leur ont même reproché de les traiter avec une cruauté révoltante, de les injurier, de les rouer de coups. Cela supposerait chez les eunuques des instincts de brutalité difficilement conciliables avec certains traits de leur caractère.

Ce n'est pas à dire toutefois qu'ils n'aient jamais occasion de sévir; ils sont chargés de corriger les femmes lorsqu'elles ont commis quelque faute.

Cela rentre dans leurs attributions, et ce sont les mœurs du pays. De même lorsqu'ils voient un étranger s'approcher trop près du harem, ils se précipitent quelquefois sur lui le bâton levé : ils font encore ce qu'ils croient être leur devoir le plus strict en écartant l'intrus. Ils ignorent après tout quelles sont ses intentions et agissent en gardiens fidèles du dépôt qui leur est confié.

Mais il n'en a pas fallu davantage pour accréditer cette légende de l'eunuque cruel et sanguinaire, reprise à l'envi par nombre d'auteurs, depuis Ménandre qui prétendait que l'eunuque est une variété de bête féroce.

D'où proviennent tous ces serviteurs mutilés? Avant le firman du sultan, on en fabriquait en quantité notable en Turquie et dans les provinces tributaires. Il paraît du reste que la mortalité était énorme chez les opérés : elle atteignait 98 0/0.

C'est dans la Haute-Égypte et des pays limitrophes, la Nubie, l'Abyssinie, le Darfour, le Soudan, le Kordofan, que sont envoyés aujourd'hui par toute l'Asie les eunuques destinés à peupler les harems.

La traite continue de régner en souveraine des confins de l'Abyssinie aux plages de la Méditerranée. Au Soudan, des nomades pillards, les Djellah, s'emparent des malheureux enfants qui gardent les troupeaux sur la montagne. Des châtreurs nègres les leur achètent pour les revendre ensuite, après les avoir mutilés, sur le marché turc, si toutefois la victime ne succombe pas à l'opération ou à ses suites.

Quant aux procédés employés, ils sont restés aussi primitifs que par le passé. L'enfant est étendu à terre ou sur une table, les parties liées à leur base au

moyen d'une corde sur laquelle on opère une trac-
tion énergique ; l'amputation faite à l'aide d'un rasoir,
la plaie est ensuite pansée avec du petit plomb (*hrsas
handoukia*, plomb à fusil), des substances astringen-
tes, de l'huile bouillante, ou du miel chaud. Ce dernier procédé est celui qu'emploient les Gallas.

Une fois l'hémorragie arrêtée, on fixe dans l'urèthre, jusqu'à parfaite guérison, une sorte de clou en
plomb, d'une longueur de cinq centimètres, légèrement recourbé, et terminé par une extrémité renflée.
Cette tige métallique pénètre dans la vessie ; elle est
reliée par des fils à une bande de linge qui ceint le
ventre et les reins, et maintenue par un morceau de
toile fixé à la ceinture en avant et en arrière (fig. 17).

L'opération, comme bien on pense, est plus ou
moins bien faite, et elle peut laisser après elle des
cicatrices vicieuses, ou des *chéloïdes* cicatricielles.

Parfois les châtreurs utilisent un moyen plus barbare encore. Aussitôt après l'ablation des organes, ils
introduisent dans l'urèthre non plus un clou, mais
un morceau de roseau saillant de deux pouces, afin
que les fonctions urinaires s'accomplissent sans in-
terruption. On applique ensuite un emplâtre sur la
plaie, et le patient est enterré jusqu'au cou dans le
sable chaud et sec, tandis que les assistants piéti-
nent le sol autour de lui. Cette manœuvre a pour
effet de réduire le blessé à l'immobilité la plus complète, que l'on considère comme un élément essentiel de succès.

Dans les quelques heures qui suivent, une fièvre
intense ne manque pas de se déclarer. Pendant trois
jours, le blessé n'absorbe que de l'eau, avant d'être
alimenté au moyen de « liquides sains et fortifiants ».

A une semaine de là, en moyenne, on l'exhume. L'hémorragie n'est plus à redouter, et un mois après, la cicatrisation est définitivement obtenue.

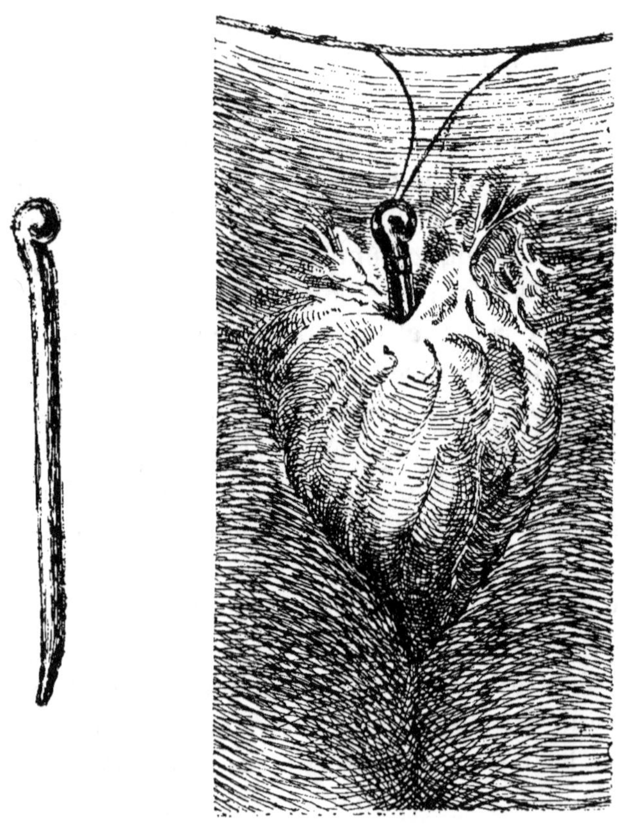

Fig. 17. — a) Clou de 5 centimètres de longueur, en plomb, destiné à empêcher l'incontinence d'urine. — b) Le clou en place dans l'urèthre, maintenu par une ficelle, liée autour des reins. (D'ap. Godard.)

Sur cent opérés — et ce sont pour la plupart des enfants de six à douze ans — quatre-vingt-dix succombent. Mais ce serait là, suivant certains voyageurs, une estimation trop pessimiste : d'après Thévenot, il en survivrait à peu près un quart. Un sur sept, au dire de Chardin. Clot-Bey, qui fut médecin en chef du pacha d'Égypte, dit qu'un bon tiers résiste à l'opération ; c'est également l'opinion de Paulitschke.

Croirait-on qu'à Karthoum, il y a à peine quelques années, des pharmaciens se livraient encore à ce triste métier ? Quelques-uns même y acquirent, avec une réputation peu enviable d'opérateurs habiles, des fortunes énormes. On cite notamment un pharmacien qui avait grade de lieutenant et qui fut nommé capitaine pour ce genre de services rendus à sa patrie.

Longtemps le monopole à peu près exclusif de la fabrication des eunuques appartint aux moines coptes dont les couvents disséminés de Siout à Guizeh constituaient les centres de production les plus renommés.

Le principal établissement de ce genre était situé sur la rive gauche du Nil, près d'Abou-Girghé, sur le Djebel-Etter, la Montagne-aux-Oiseaux, ainsi dénommée à cause des ibis qui y ont en grand nombre élu domicile.

Plusieurs couvents s'étagent sur les flancs de cette montagne, semblables à des citadelles. C'est là que les bons moines avaient établi le dépôt central des malheureux mutilés. Les négriers les fournissaient d'enfants volés ou achetés à vil prix au Soudan. Le grand sacrificateur était un évêque copte.

Aucun de ces détails n'était ignoré du gouvernement qui fermait les yeux et laissait faire. Bien plus, chaque année le vice-roi achetait aux moines deux cents eunuques à la fois ; témoin le cadeau annuel fait au sultan.

En résumé, on a calculé que, bon an mal an, l'Égypte africaine fournissait, il y a quarante ans à peine, dans les trois à quatre mille eunuques. Ce chiffre, depuis lors, s'est un peu abaissé. Toutefois, il fallait, pour l'atteindre, sacrifier près de trente mille sujets mâles. Rien n'indique, malheureusement, qu'une telle situation doive prendre fin dans des délais plus ou moins proches, malgré les ligues qui se sont constituées pour la répression de l'esclavage. Car — est-il nécessaire de le répéter? — l'évolution de l'eunuchisme reste étroitement dépendante de la polygamie, et en dépit des apparences, la polygamie n'est pas encore à la veille de s'éteindre.

*
* *

En Perse, l'eunuque noir est toujours abyssin. Autrefois, paraît-il, il en venait en assez grand nombre du Maroc, mais la castration ne se pratiquerait plus dans cette partie de l'Afrique. Tous sont d'une maigreur remarquable et d'une taille au-dessus de la normale, comme les eunuques que l'on rencontre au Caire. Ils offrent un saisissant contraste avec les eunuques blancs, pour la plupart glabres et gras[1].

---

1. Cela tient à ce que ces derniers sont des cryptorchides ou bien des individus qui ont été mutilés à l'âge d'homme, lorsque leur croissance était à peu près terminée, tandis que les nègres du Soudan ou de l'Abyssinie ont été châtrés bien avant l'époque de la puberté. Ils présentent en conséquence le développement anormal qui suit la suppression précoce des testicules, et en particulier cette longueur exagérée des membres inférieurs, souvent signalée (V. p. 272).

Ces derniers sont tous des eunuques incomplets. Quelques-uns sont de pauvres diables, qui se sont résignés à l'opération, pour obtenir une place à *l'anderoun* [1] royal. Le plus souvent ils se châtrent

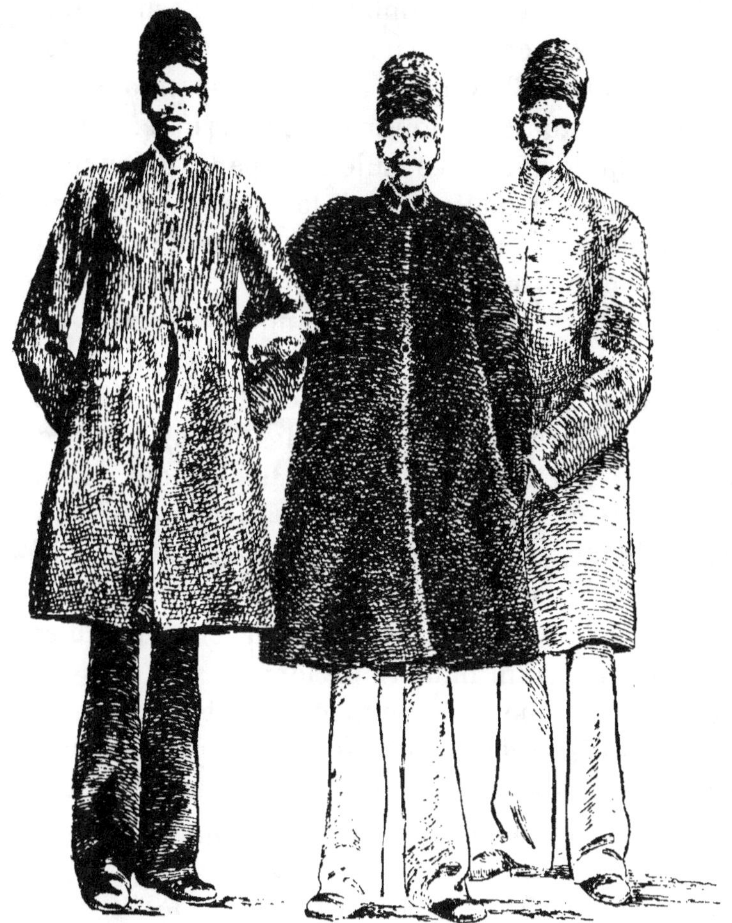

Fig. 18. — Eunuques de l'anderoun royal.

(D'après des photographies communiquées par M. le Dr Feuvrier.)

1. Partie de l'habitation réservée aux femmes.

eux-mêmes, car le crime de castration commis par un tiers, même avec le consentement du patient, entraîne en Perse, aussi bien qu'en France, des poursuites et un châtiment sévère.

D'autres ont agi par ambition, dans l'espoir d'attirer plus aisément sur eux l'attention du souverain et de se faire octroyer ses faveurs. Espoir qui n'est pas, somme toute, absolument chimérique, dans ce pays où la fortune des sujets dépend uniquement des caprices du maître et où la toute-puissance du chah peut, du jour au lendemain, faire d'un porteur d'eau un ministre d'État.

Pourtant, la plupart des eunuques blancs sont, pour employer une expression des Pères de l'Église [1], des « eunuques de naissance », c'est-à-dire des hermaphrodites ou des cryptorchides. Tous, ou presque tous, sont des invertis sexuels, ce qui ne les empêche pas d'avoir leur *anderoun* particulier, à l'exemple des eunuques turcs qui possèdent un harem. Car c'est un fait étrange mais véridique que tout eunuque en vue se fait honneur et gloire d'entretenir un certain nombre de femmes [2].

Il va de soi que les eunuques cryptorchides sont surveillés d'assez près, et révoqués aussitôt, quand par hasard les testicules, dissimulés jusque-là dans l'abdomen, viennent à faire leur apparition dans les bourses. Pareil cas s'est présenté lors du voyage que le chah de Perse fit en France en 1889.

---

1. L'Évangile de saint Matthieu (ch. XIX) distingue trois sortes d'eunuques : les eunuques de naissance ; les eunuques par la main de l'homme ; les eunuques mystiques, *propter regnum cœlorum*.

2. Voir p. 289.

A la veille de son départ, le souverain fut avisé qu'une transformation importante s'était effectuée chez l'un de ses fidèles serviteurs, un fort gaillard, bien découplé, qui n'avait rien en réalité de la tournure d'un castrat. Immédiatement ordre fut donné à l'ex-eunuque d'avoir à quitter l'anderoun pour suivre son maître en Europe. Pourtant une compensation l'attendait en chemin, et on n'hésita pas à lui confier la garde d'une Géorgienne offerte en présent au chah [1].

Les eunuques sont nombreux dans l'anderoun royal. Leurs logements occupent la circonférence de la première cour intérieure de cette partie du palais. Autrefois, leur chef, le *khadjé-bachi*, faisait de temps à autre, au nom de son souverain, une tournée dans les provinces, afin de combler les vides de l'anderoun. D'ailleurs, les habitants se chargeaient de lui amener, de leur plein gré, les femmes les plus belles.

C'est en effet un grand honneur pour une famille que de compter, parmi ses membres, une femme du chah. Si elle est assez adroite pour savoir conquérir sa faveur, c'est une ère de félicité qui s'ouvre pour tous les siens : leurs requêtes et leurs suppliques sont désormais assurées de l'accueil le plus bienveillant.

Plus encore que dans toute autre partie de l'Asie, la claustration des femmes est restée en vigueur chez les Persans, et ce que Chardin contait à ce propos il

1. Si la cryptorchidie est regardée comme une condition suffisante, par contre l'atrophie testiculaire ne saurait suffire pour faire admettre un individu à l'*anderoun*. Du reste l'admission est toujours subordonnée à la décision prise par le médecin particulier de Sa Majesté.

y a plus de deux siècles, n'a pas cessé d'être vrai.

Dans la rue, toutes ces femmes se ressemblent, couvertes d'un grand manteau bleu — le *tchader* — qui les enveloppe entièrement, et la tête dissimulée sous le *roubend*, pièce d'étoffe blanche fixée en arrière, et dont on a effilé quelque peu la trame à hauteur des yeux et de la bouche, pour leur permettre d'y voir clair et de respirer.

Les eunuques, qui ne les quittent pas plus que leur ombre, annoncent à grands cris leur approche, et chacun sur leur passage, de se retourner avec discrétion ou de gagner une rue avoisinante. Nul ne se soucie d'éprouver le zèle de ces farouches gardiens et de faire plus ample connaissance avec les longs bâtons flexibles dont ils sont armés.

Toutes ces précautions qui ne visent qu'à rendre, bon gré mal gré, les femmes fidèles, tombent, là comme ailleurs, devant la vénalité de l'eunuque. Celui-ci ne sait pas toujours résister à l'offre séduisante d'un châle somptueux ou d'une bourse bien garnie et le mari persan n'est pas, en définitive moins désarmé qu'un autre devant le fâcheux accident tant redouté de sa jalousie proverbiale.« Ne cite-t-on pas telle princesse qui n'a dû qu'au sang qui coulait dans ses veines d'être sauvée des effets de la colère du maître, après exécution sommaire de son complice ; et telle autre, de moins noble origine, qui a failli périr, quand sa grossesse, inexpliquée, a été connue[1] ? »

Ainsi donc le bon ordre conjugal et la sécurité de chacun dans cette société ne reposent que sur le

---

1. Cf. Dr Feuvrier. *Trois ans à la Cour de Perse.*

degré de confiance plus ou moins grande accordée aux eunuques : les femmes, lasses en effet de la tyrannie qui les opprime, recherchent toutes les occasions de s'y soustraire.

Tel est le motif de la haute considération où l'on tient ces serviteurs spéciaux. Les grands les comblent d'honneurs et de biens ; beaucoup même deviennent gouverneurs de province, généraux, ministres.

Leur influence ne peut d'ailleurs surprendre dans ces pays où le chef de la dynastie actuelle, Aga-Mohammed, était lui-même un homme incomplet.

*
* *

La Chine possède, elle aussi, ses eunuques (fig. 19). L'on sait que plusieurs siècles avant notre ère, la législation chinoise avait déjà utilisé la castration comme un procédé de répression à l'adresse de certains crimes. Au début, les coupables ainsi mutilés étaient employés aux travaux les plus rudes. Peu à peu cependant, on confia aux plus dociles d'entre eux quelques travaux de domesticité, jusqu'au jour où une impératrice, s'il en faut croire la tradition, les admit à l'intérieur même du palais, en qualité de serviteurs des princesses et des concubines impériales.

Une fois installés dans la place, leur succès y fut rapide, et le rôle qui leur fut réservé à partir de ce moment dans l'Empire du Milieu devait être pour le moins égal à celui que jouèrent les eunuques à la Cour de Perse.

A l'exemple de leurs émules persans, ils devinrent, donc, eux aussi, des « faiseurs de rois ». On les voit tour à tour se révolter contre les grands auxquels ils disputent âprement les honneurs et le pouvoir, fomenter la révolte dite des « bonnets jaunes », renverser enfin les empereurs qui ont cessé de leur plaire pour

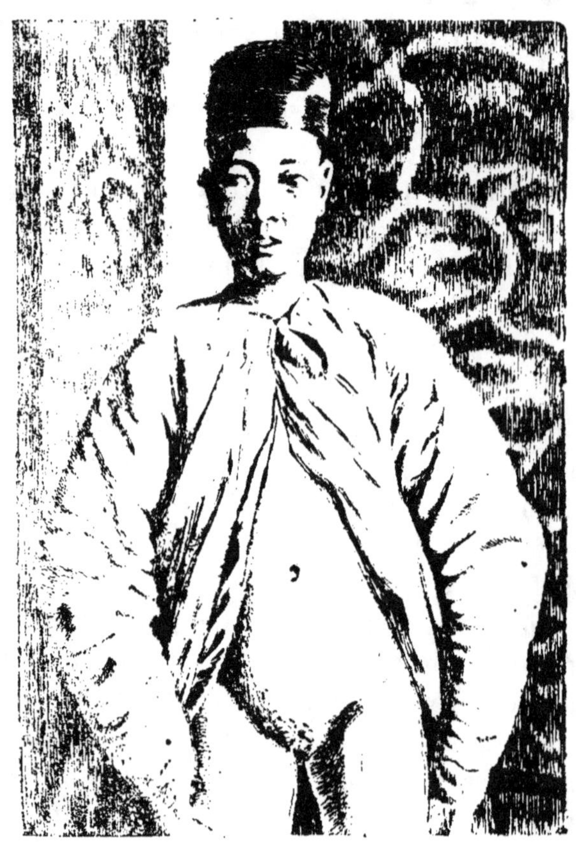

Fig. 19. — Un eunuque du palais impérial de Pékin.
(D'ap. Matignon.)

mettre à leur place des princes de leur choix. Leur crédit, soudain près de décroître, renaît ensuite plus considérable que par le passé, malgré les mesures rigoureuses prises à différentes époques pour les éloigner des affaires de l'Empire. « On voit, dit Montesquieu, dans l'histoire de la Chine, un grand nombre de lois pour ôter aux eunuques tous les emplois civils et militaires ; mais ils reviennent toujours. Il semble que les eunuques en Orient soient un mal nécessaire. »

Suivant Bergmann, la première mention d'eunuques attachés au service des femmes date du règne de l'empereur Yen-Wang, en 781 avant Jésus-Christ. Mais leur institution en quelque sorte officielle au palais remonte seulement à l'an III de notre ère ; elle est contemporaine du célèbre empereur Ho-Ti, de la dynastie des Tsin.

Au XVII⁰ siècle, l'empereur Hoaï-Tsong leur confia des emplois réservés jusqu'alors aux princes du sang. L'histoire rapporte qu'un jour le rebelle Litsé-tching, qui cherchait à s'emparer du trône, lui renvoya deux de ses principaux eunuques, faits prisonniers, avec une lettre fort courte, pour l'exhorter à abdiquer l'Empire. A cette vue, Hoaï-Tsong entra dans la plus violente colère, et il ordonna qu'on mît à mort les imprudents messagers de cette mise en demeure insolente. Les mandarins eurent toutes les peines du monde à le faire revenir sur sa décision, en lui laissant entrevoir que la tête des princes, prisonniers de Li-tsé-tching, répondrait de celle des deux castrats.

A la chute de la dynastie des Ming, les eunuques qui auparavant gouvernaient le palais, furent exclus pendant un certain temps de toutes les charges. Mais ils ne tardèrent pas à rentrer en faveur, et actuellement l'eunuque en chef de l'impératrice est tout puissant. Il est possesseur d'une énorme fortune et son influence est plus grande que jamais [1].

Contrairement à ce qui a lieu chez les Turcs où chacun peut, selon les moyens dont il dispose, se procurer des eunuques, et bien que la polygamie soit assez commune parmi la classe riche, dans les provinces du sud de l'Empire, seuls l'empereur et les membres de sa famille ont le droit de posséder des serviteurs châtrés [2]. Chaque prince ou princesse du sang doit en avoir trente, et leur nombre va ensuite décroissant suivant le degré de parenté de leur maître avec le prince régnant.

Des lois sévères interdisent leur emploi chez les autres habitants du Céleste-Empire [3], mais cette mesure d'exception ne s'étend pas aux descendants des princes mandchous qui aidèrent Choun-Tché à fonder la dynastie présente et auxquels sont dévolus les mêmes privilèges qu'aux membres de la famille impériale.

On compte environ deux mille castrats impériaux; leur recrutement est confié à l'intendance générale du palais. La plupart ont été mutilés par des parents dans la misère — la coutume, on le voit, est de tous les pays — ou vendus tout jeunes à des châtreurs pour

1. A l'occasion du soixante-dixième anniversaire de l'impératrice douairière, les dons affluèrent de tous les coins de l'empire, et la part prélevée par le Grand-Eunuque ne fut pas inférieure, dit-on, à cinq millions de francs.

2. Dans l'antiquité, le maître chinois qui avait sur son esclave droit de vie et de mort, jouissait également de cette prérogative de transformer ses esclaves en eunuques.

3. Le Code chinois actuel édicte la peine du bannissement perpétuel et de cent coups de bambou contre les particuliers coupables d'avoir élevé de jeunes castrats pour leur service personnel.

une somme qui excède rarement cent francs. On trouve également parmi eux des paresseux ou des misérables qui n'ont pas hésité à troquer leur virilité contre une existence assurée et exempte de soucis. J.-J. Matignon, à qui nous empruntons tous ces détails, rapporte le fait suivant :

« Un jour un mendiant se présente à quelque mont-de-piété pour engager les loques qui couvraient partiellement sa nudité. Ses hardes sont refusées. Mais notre homme, pressé d'argent, ne se tient pas pour battu ; il s'assied devant la porte, et avec son couteau, pratique sur lui-même l'amputation des organes génitaux, puis rentre de nouveau engager pour trente *tiaos* (neuf francs) ces pièces anatomiques. Le directeur du mont-de-piété dut faire, à ses frais, soigner ce singulier client, qui trouva plus tard une place au palais [1]. »

Un registre est du reste ouvert en permanence où viennent s'inscrire les postulants à l'emploi d'eunuque, emploi plus recherché qu'on ne saurait croire. La province du Tche-Li et les pays environnant la capitale fournissent ainsi la majorité des castrats impériaux. De plus les princes sont tenus, en principe, à en livrer huit par période quinquennale, pour le service du palais.

Dès son admission, l'eunuque est embrigadé, selon ses aptitudes, dans l'une des innombrables catégories qui comprennent depuis les simples coolies jusqu'au Grand-Eunuque, lequel a rang de mandarin au troisième degré. A la tête de chaque catégorie sont pla-

---

1. Cf. J.-J. Matignon. *Superstition, crime et misère en Chine*. 1900.

cés des officiers spéciaux, également mutilés, et qui portent, comme signe distinctif, un bouton au chapeau ainsi que les mandarins.

Autrefois, ces officiers avaient seuls le droit de sortir du palais ; encore n'était-ce qu'avec l'autorisation de l'intendant en chef. Mais depuis quelques années les eunuques jouissent d'une liberté plus grande, ils peuvent sortir à certaines heures, et beaucoup fréquentent des étrangers. On les oblige simplement à conserver au dehors leur coiffure officielle.

Enfin, quelques-uns se marient et leur infirmité ne les empêche pas, dit-on, d'avoir des enfants « dont ils se montrent très fiers ».

Leurs fonctions sont multiples: dix-huit d'entre eux remplissent les rôles de prêtres ou *lamas* et doivent pourvoir aux besoins spirituels des dames du palais.

Les artistes du théâtre impérial sont également choisis parmi les eunuques. Ils sont environ trois cents chargés de donner des représentations à l'empereur et aux dignitaires de son entourage.

En dehors de ces fonctions spéciales, ce sont eux, bien entendu, qui servent d'intermédiaires entre l'empereur et ses soixante-douze concubines. Quand le souverain désire une femme, il donne à l'eunuque un jeton que celui-ci remet à la femme élue. On la transporte en palanquin jusqu'à la chambre de son auguste amant, et au point du jour, deux eunuques viennent l'éveiller et la ramènent dans ses appartements.

Mais là ne se borne pas leur service. Jadis on accusa l'empereur Commode d'entretenir trois cents cynèdes dans son palais. Il n'en va pas autrement

de nos jours, en Chine, où un certain nombre de
jeunes eunuques servent de mignons à l'empereur.
Leur résidence est Nan-Fou (le Palais du sud), la
ville interdite, située en dehors de la cité impériale.

C'est ainsi que la pédérastie reçoit chez les Chinois la même consécration officielle qu'à Rome, à
l'époque de la décadence. Le Céleste-Empire, où
certaines villes , comme Tschang-Theu, pullulent
d'entremetteurs pour pédérastes, lui offre la plus large
tolérance. Elle n'y est considérée ni comme une
tare déshonorante, ni comme un vice hors nature, et
cela suffit à expliquer le lamentable niveau social
auquel se trouve ravalée la femme chinoise.

Les eunuques reçoivent des émoluments insigni-
fiants: deux *taëls* (huit francs) par mois, en général.
Quelques-uns plus favorisés parviennent à un salaire
de quarante à cinquante francs. Mais ils savent user,
pour se procurer de l'argent, d'une foule d'expédients
qui constituent le côté lucratif du métier. On prétend
même qu'ils y déploient une habileté extraordinaire.

Tous sont d'enragés fumeurs d'opium et vieillis-
sent prématurément, on les appelle par dérision *lao-
koün*, ce qui signifie : vieux coq.

Ils sont entièrement coupés: les Chinois ne con-
naissent pas plusieurs variétés de mutilations. Ils
n'admettent que la castration complète[1].

1. On trouve cependant dans les notes de Godard (1867) qu'un
colonel venant de Chine lui raconta que les Français virent
deux eunuques chinois se défendant dans le Palais d'Été.
L'un fut tué, l'autre fait prisonnier. On constata qu'ils avaient
tous les deux une petite verge et pas de testicules; ils étaient
bouffis, jaunâtres, chargés de graisse ; leur voix était d'un
timbre élevé. Le survivant fut montré pour de l'argent. (*Bull.
Soc. Anthrop.*, 7 mai 1896, p. 329.)

C'est dans un bâtiment situé près de l'une des portes du palais, où de père en fils, habitent les opérateurs, dont les fonctions sont héréditaires, que se pratiquent les castrations. Le prix de l'opération est de six taëls. Elle a été décrite par M. Stent, des douanes chinoises.

On commence par faire prendre un bain très chaud au futur eunuque, et parfois on lui fait absorber une drogue spéciale destinée à lui procurer une anesthésie relative. Il est ensuite étendu sur une planche à-demi inclinée. Un aide lui maintient le torse tandis que deux autres assistants immobilisent les jambes, et les tiennent écartées. Des bandes de toile sont étroitement roulées autour des cuisses et du ventre.

Les parents, s'il s'agit d'un enfant, l'homme si c'est un adulte, sont alors solennellement interrogés pour savoir s'ils regrettent la décision prise. Quand le patient semble à demi décidé, on le détache et on le renvoie. Mais s'il montre du courage, comme c'est le cas en général, les parties génitales sont rapidement tranchées à ras du pubis, à l'aide d'un couteau de forme recourbée [1].

Quelquefois, avant de faire l'amputation, l'opérateur exerce sur la verge et les bourses un massage gradué pour endormir la sensibilité. Ramassant ensuite les organes à poignée, il les entoure d'une petite bande de soie, régulièrement roulée de l'extrémité vers la base, et progressivement serrée jusqu'à donner aux parties l'aspect d'un boudin allongé.

Les organes une fois sectionnés, on introduit dans

---

1. Plus rarement le châtreur emploie des ciseaux, une sorte de petite hachette, ou un couteau à lame droite, qui rappelle les couteaux d'amputation (fig. 20).

le canal la petite cheville de bois ou d'étain qui sera
maintenue en permanence pendant les premiers
mois et retirée seulement au moment des mictions.
La blessure, lavée avec de l'eau poivrée, est recouverte de compresses de papier imbibées d'eau froide
et le tout est bandé soigneusement. Ou bien encore
un aide applique immédiatement sur la plaie sa main

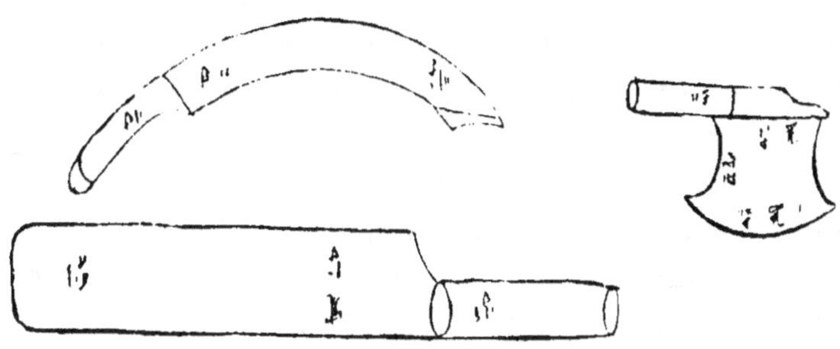

Fig. 20. — Instruments servant à la castration. (Gravure
chinoise.)

(D'ap. Matignon.)

remplie d'une poudre styplique, à base d'agaric,
d'alun et de résines aromatiques. Lorsque l'hémos-
tase semble à peu près complète, on place un bandage compressif.

A ce moment, deux aides saisissent le blessé sous
les bras et le font marcher autour de la salle pendant deux ou trois heures, après quoi il est autorisé
à s'étendre sur une natte.

Ce n'est qu'au bout de trois jours, pendant lesquels
l'opéré est privé de boissons, que le pansement est
enlevé, ainsi que la cheville uréthrale. Le malade
peut-il uriner à ce moment, ou bien son pansement
est-il déjà souillé d'urine? En ce cas, il est considéré
comme sauvé. Sinon, il est condamné à mourir au

milieu d'atroces souffrances, car les Chinois ignorent l'usage de la sonde.

La réparation de la plaie, qui affecte une forme triangulaire à sommet inférieur, met en moyenne trois mois à s'effectuer. L'opéré est alors examiné par un ancien eunuque, chargé de s'assurer que la mutilation a été complète.

Bien que cela puisse paraître paradoxal, les accidents seraient relativement rares, et Matignon prétend que la mort ne survient que dans trois ou quatre pour cent des cas [1]. Elle est due à l'hémorragie ou à l'infection. « La complication secondaire la plus fréquente, écrit-il, est l'incontinence d'urine; plus tard viendra la rétention. On la verrait de préférence chez les sujets jeunes. Cet accident est toléré par l'opérateur pendant quelque temps ; mais bientôt, si l'incontinence se prolonge, le patient reçoit des coups, ce traitement est considéré comme excellent et en conséquence continue jusqu'à cessation de l'infirmité. Les opérés souillent leur couche et leurs habits et les fermentations ammoniacales à odeur désagréable qui en résultent ont fait créer par les Chinois l'expression populaire: « Il pue comme un eunuque, on le sent à cinq cents pas. »

Au moment d'entrer en fonctions, les opérés ne manquent jamais de se munir de leurs pièces à conviction, désignées du terme symbolique de « précieuses ». Ils devront en effet les présenter à toute réquisition de l'inspecteur spécial qui passe de temps à autre cette étrange revue. Les précieuses leur sont

1. Suivant d'autres auteurs, au contraire, l'opération ne réussirait guère que deux fois sur trois chez les enfants, et moitié moins chez les adultes.

également indispensables pour être promus dans une classe supérieure. Enfin, raison péremptoire, les hommes incomplets étant transformés en mules après leur mort, suivant la croyance chinoise, les précieuses devront suivre leur propriétaire jusque dans son cercueil, s'il veut éviter un sort aussi funeste.

Les eunuques ont une passion : ils sont joueurs, et ils le sont à tel point qu'on en a vu laisser leurs «précieuses » en nantissement d'une dette de jeu. Quand par malheur ils passent de vie à trépas avant de s'être acquittés, leur famille est donc obligée de s'en remettre au bon plaisir d'un créancier, souvent peu scrupuleux, pour rentrer en possession de cet important dépôt.

Parfois, il est impossible de retrouver les « précieuses » à la mort de leur propriétaire, et dans l'espoir de donner le change au dieu hostile, les parents s'adressent alors à l'opérateur du palais pour en obtenir d'autres.

Ce trafic augmente même singulièrement ses revenus, car il profite de la situation pour exiger des prix fabuleux, jusqu'à quinze mille taëls, en échange de cette incroyable denrée. D'ailleurs, il a toujours en réserve les dépouilles de quelques malheureux qui ne les ont, et pour cause, jamais réclamées: c'est là le témoignage accusateur de ses insuccès opératoires.

CHAPITRE IX

LA CASTRATION DEVANT LA LOI

> « L'organe générateur a pour destina-
> tion particulière la conservation de l'es-
> pèce humaine ; c'est pourquoi on l'appelle
> l'organe noble. Quiconque le mutile doit
> être puni comme un ennemi du genre
> humain. »
>
> CLARUS.

On a vu que les législations anciennes avaient fait de la castration la sanction pénale de certains délits graves. Il nous reste à envisager la contre-partie, en quelque sorte, c'est-à-dire l'ensemble des moyens légaux mis en vigueur pour réprimer l'expansion de l'eunuchisme, et punir le crime de castration.

Dans le monde antique, en particulier à Rome, autrefois si indulgente aux délits de cette nature, on dut prendre fréquemment des mesures coercitives à l'égard des fabricants d'eunuques. Il en fut de même en Orient et en Afrique, où pourtant l'eunuchisme est de tradition. En Europe enfin, la castration fut toujours tenue pour un acte criminel, tant envers la société qu'envers l'individu : l'impuissance

à engendrer qui en est la conséquence lèse en effet
la collectivité et frappe d'une irrémédiable déchéance
le malheureux castrat.

Un des corollaires les plus immédiats, au point de
vue légal, de cette manière de voir, ce fut d'abord
l'interdiction faite aux eunuques de prendre femme.
A Rome, le castrat ne se mariait pas valablement.
(L. 39, Dig. *De jure dot.*, XXIII.) On sait que la règle
catholique refuse également le mariage aux eunuques. Notre ancienne jurisprudence se montrait du
reste aussi intransigeante envers eux, toute impuissance, accidentelle ou naturelle, même la plus con-
jecturale, pouvant alors motiver l'interdiction du
mariage.

Cela n'allait pas sans entraîner quelques abus, et
peut-être les femmes invoquaient-elles ce motif d'impuissance plus souvent que de raison, pour éloigner
d'elles un mari qui avait cessé de leur plaire. Longtemps ces sortes de causes furent portées devant des
juges ecclésiastiques et non devant des juges sécu-
liers : on prenait pour règle sur ce point les institu-
tions canoniques qui regardent l'union de deux
époux inaptes à la procréation comme une profanation du sacrement du mariage et leur prescrivent
d'en demander la dissolution.

Voltaire rapporte que Sixte-Quint, dans une lettre
adressée à son nonce en Espagne, en l'an 1587, déclarait qu'il fallait démarier tous ceux qui n'avaient
pas de testicules, ce qui semblerait indiquer qu'il y
avait en Espagne plusieurs maris privés — tout au
moins en apparence — de ces deux organes. Et Voltaire d'ajouter : « Comment un homme qui avait été
cordelier pouvait-il ignorer que souvent des hommes

ont leurs testicules cachés dans l'abdomen et n'en sont que plus propres à l'action conjugale ? Nous avons vu en France trois frères de la plus grande naissance dont l'un en possédait trois, l'autre n'en avait qu'un seul, et le troisième n'en avait point d'apparents: ce dernier était le plus vigoureux des frères.

Le docteur Angélique qui n'était que jacobin décide que deux testicules sont *de essentia matrimonii,* de l'essence du mariage[1]... »

Il y a deux cents ans environ, un arrêt du parlement de Paris proclamait à son tour la nécessité de deux testicules apparents pour contracter mariage, comme si la formule *testis unus, testis nullus,* ne devait tolérer aucune espèce d'exception.

Nous ne nous étendrons pas outre mesure sur tout ce qui a été dit relativement au mariage de l'eunuque et à sa valabilité. Signalons toutefois un curieux mémoire concernant le mariage contracté en 1666 par un castrat du nom de Bartholomée de Sorlisi, avec une jeune fille, Élisabeth Lichtwehr[2]. L'ouvrage est, à proprement parler, un recueil de consultations juridiques données sur ce sujet par divers consistoires ou académies, par des jurisconsultes et des théologiens. Les avis s'y montrent très partagés: si la Faculté de théologie de Giessen, d'une part, d'accord en cela avec celle de Strasbourg, exclut de ce sacrement l'eunuque, sous prétexte que la fin rationnelle du mariage est la procréation, le théologien Bulœus estime au contraire qu'en l'espèce cette union eût dû être considérée comme valable, puisque le castrat

---

1. Volt. *Dict. philos.*
2. Delphinus (Hieronymus). *Eunuchi conjugium...* Iéna, 1730.

en question était encore apte au coït : « Or, cet acte, indépendamment de ses effets, est tout l'essentiel du mariage. » (Gerhard. *De conjugio*, 660.) La procréation ne saurait être en effet son unique but ; l'aide mutuelle que peuvent s'apporter les conjoints, la communauté dans les peines et les plaisirs de la vie, l'avantage réciproque des époux, toutes ces raisons ne peuvent non plus, de l'avis de Bulœus, être tenues pour négligeables.

Aux termes mêmes de la loi actuelle, elles suffiraient sans doute pour justifier semblable union. Le silence apparent de notre Code sur ces matières a pu, il est vrai, faire naître des divergences d'opinion, mais on doit se rappeler que l'impuissance, même indubitable et constatée, ne saurait constituer un empêchement dirimant ou prohibitif à la célébration d'une union de ce genre, du moment, bien entendu, que les deux parties sont consentantes et qu'elles ont une connaissance exacte de la situation.

En outre, il se peut qu'un castrat demande à se marier dans le but de légitimer des enfants qu'il aurait eus avant l'époque de sa mutilation ; il ne se trouvera dans l'espèce aucun officier de l'état civil pour refuser de célébrer une pareille union.

Mais une autre question peut surgir, qui est la suivante : le mariage une fois célébré, la femme est-elle en droit d'invoquer la castration du mari pour faire annuler l'union légale ? Si nous nous reportons au droit romain, nous voyons qu'il établissait à ce sujet une distinction entre l'impuissant naturel — *spado* — et le castrat, *qui virilitatem amiserat cui tam necessaria pars corporis penitus absit* (leg. 7. *De ædil edict.*). La loi romaine maintenait le mariage pour le *spado*

— dont l'impuissance ne pouvait être constatée avec certitude — mais elle l'annulait pour le castrat (leg. 39, § 1. *De jure dot.*).

C'est ce qui a lieu aujourd'hui dans les pays musulmans où la castration — *chusso* — ou la perte totale des parties génitales — *djebbeh* — entraînent la dissolution du mariage.

Nous avons rappelé que notre ancien droit était non moins affirmatif à ce point de vue et que l'impuissance, quelle que fût sa nature, pouvait devenir motif d'opposition[1].

A l'heure actuelle, la question semblerait devoir prêter davantage à la controverse. La loi n'étant pas formelle en ce qui concerne l'eunuque, les décisions des juges pourront être très différentes les unes des autres. Diderot ne conte-t-il pas quelque part l'his-

---

1. La preuve de l'impuissance suscitait une procédure aussi scandaleuse qu'incertaine, désignée sous le nom de *congrès*, et qu'un lexicographe du commencement du xviie siècle a défini « l'accouplement charnel de l'homme et de la femme ordonné par arrêt de la Cour ». Le dictionnaire de Trévoux en donne cette définition: « L'épreuve de la puissance ou impuissance des gens mariés, autrefois ordonnée par la justice et qui se faisait en présence des matrones et des chirurgiens. » Notons que ces derniers se tenaient dans la pièce la plus proche, dont la porte était maintenue entr'ouverte. On imaginera aisément qu'il fallût « pour réussir dans une pareille tentative être cheval ou chien », ainsi que le disait un médecin de ses amis au marquis de Langey, sorti honteux et déconfit d'une semblable épreuve. Ces sortes de procès étant d'ailleurs toujours prétexte à scandale, et pour celui-ci notamment, tant que dura la séance, la porte fut à ce point assiégée par les curieux qu'on dût faire appel aux archers pour les en écarter.

Le *congrès* fut aboli par un arrêt du Parlement de Paris, en date du 18 février 1677.

toire d'un galant homme qui eut deux procès à la
fois : l'un avec sa femme qui l'accusait d'impuissance,
l'autre avec sa maîtresse qui lui reprochait de lui avoir
fait un enfant ? Notre homme se disait :«Je ne saurais
les perdre tous les deux : si j'ai fait un enfant à ma
maîtresse, je ne suis pas impuissant et ma femme en
aura un pied de nez. Si je suis impuissant, je n'ai pu
faire un enfant à ma maîtresse et celle-ci en aura le
nez camus. » Or, il perdit bel et bien ses deux procès, contre son attente, pour cette raison qu'il eut
des juges différents dans les deux causes.

En résumé, la plupart des juristes admettent
qu'une impuissance accidentelle ou naturelle *manifeste*, antérieure au mariage, est une cause de nullité
si elle peut être démontrée (Dambre, Briand et
Chaudé, etc.). Il est vrai que l'intéressé pourra refuser de se prêter à une expertise qu'il est en droit de
considérer comme injurieuse, et bien qu'à la rigueur
la loi puisse l'y contraindre, ce moyen est repoussé
de tous les jurisconsultes. C'est aux magistrats à
découvrir la vérité sans recourir à ces violences ; et
on doit reconnaître que leur tâche, en l'espèce, est
loin d'être toujours aisée.

Du reste, le motif de dissolution invoqué ici par
la partie adverse peut-il relever de l'article 180 du
Code civil (erreur dans la personne) ? Le Code dit
expressément : « Il y a erreur dans la personne lorsqu'un individu ayant l'intention d'épouser telle personne en épouse une autre. » Les faits de castration
peuvent-ils rentrer dans ce cadre ? C'est en tout cas
chose discutable, comme le prouve cet arrêt de
la Cour de Riom relatif à une demande en nullité
de mariage pour impuissance: « On ne saurait con-

sidérer comme un cas d'erreur dans la personne celle qui n'est tombée que sur les qualités physiques ou morales, mais seulement celle qui a porté sur l'identité de la personne que l'époux demandeur en nullité avait eu l'intention d'épouser, et qui ne serait pas la personne à laquelle il s'est réellement uni [1]. »

S'il est généralement admis cependant que la castration, survenue après le mariage, ne saurait motiver une action en divorce, Briand et Chaudé estiment par contre que l'impuissance résultant de la castration peut être considérée comme une injure grave susceptible de justifier une action en séparation — à condition que le mari ait eu d'avance connaissance de son état.

Ajoutons qu'aux termes de la loi, la castration peut être invoquée également dans une action en désaveu de paternité. L'article 312 du Code civil en matière de filiation admet en effet le désaveu au cas *d'impuissance accidentelle*, si le mari parvient à établir que pendant le laps de temps qui s'est écoulé depuis le 300e jusqu'au 180e jour avant la naissance, il était du fait d'une opération ou d'un accident, dans l'impossibilité physique de cohabiter avec sa femme. Mais la loi ne lui permet pas (art. 313) d'alléguer son *impuissance naturelle*, et la formule *Is pater quem nuptiæ demonstrant* recouvre dans ce dernier cas toute sa valeur.

***

A propos des modifications d'ordre psycho-physiologique consécutives à la castration, nous aurons à

1. Riom, 2 août 1876. — Dalloz, 77.2.33.

noter un certain changement dans le caractère. Quelques auteurs ont été plus loin, et ils ont voulu voir chez l'eunuque un amoindrissement de l'intelligence. Sans doute, nos lois actuelles n'accorderaient peut-être guère de créance à cette manière de voir, mais il n'en fut pas toujours ainsi, et la législation romaine, par exemple, admettait chez le castrat une atténuation de la responsabilité. Ainsi un individu qui n'était pas pourvu de ses deux testicules n'était pas admis à porter témoignage en justice. Sous Justinien, un eunuque ne pouvait ni adopter, ni adroger. Ces droits leur furent reconnus dans la suite par un rescrit de l'empereur Léon. (Leg. 39. *De adapt. Nov.* 98.)

Il n'en demeure pas moins que cette infériorité de l'eunuque au point de vue légal lui cause un dommage évident. Or, tout dommage causé par un tiers exige réparation : c'est là un principe fondamental de justice sociale, dont les différentes législations se sont inspirées pour édicter des peines sévères contre les coupables, en Europe particulièrement.

Est-ce à dire que les cas de castration y soient fréquents, en dehors des faits observés chez les Skoptzy, par exemple ? Il n'en est rien heureusement ; et depuis qu'on ne châtre plus les enfants pour en faire des *soprani*, cette sorte de crime semble devenir de plus en plus rare: de 1820 à 1890, on n'en observa guère qu'un seul cas en moyenne par période quinquennale.

Nous avons vu que les émeutes et les grèves en fournissent quelques exemples ; ils sont du reste exceptionnels. Plus souvent, c'est la jalousie qui arme la main des coupables : tantôt c'est une femme délaissée qui mutile son amant, tantôt c'est un mari outragé, un amoureux éconduit qui castre son rival[1]. De tous temps, les mêmes causes produisirent les mêmes effets : Xénophon, dans sa *Cyropédie*, raconte qu'un roi d'Assyrie fit eunuque un jeune prince hyrcanien, du nom de Gadatas. Et cela sous le prétexte futile que la maîtresse du roi avait osé louer la beauté du jeune homme et vanter le bonheur de celle qui l'aurait pour époux.

Depuis, la passion amoureuse engendra plus d'une fois des vengeances analogues. Citons-en un exemple assez peu connu : Dans les premiers jours de septembre 1792, lors des massacres commis à Paris, les septembriseurs s'étant portés à la Conciergerie du Palais y trouvèrent une fort jolie fille, surnommée la Bouquetière du Palais-Royal. Cette femme avait été condamnée à mort pour avoir, dans un mouvement de fureur jalouse, fait de son amant un nouvel Abélard. Les énergumènes ivres de sang qui s'étaient saisis de sa personne commencèrent par lui couper les mamelles, puis ils lui entrèrent dans le vagin un bouchon de paille qu'ils n'en sortirent que pour lui fendre le ventre d'un coup de sabre. Elle expira dans ce supplice épouvantable.

Ces sanglantes représailles auraient-elles depuis lors tempéré l'ardeur vindicative des amoureuses trahies ? En tout cas, la castration, en tant que vengeance féminine, semble passer de mode chaque jour davantage. Nos héroïnes de cours d'assises lui préfèrent le vitriol ou le revolver ; et sans doute

---

1. En septembre 1907, à Paris, un père castre son fils qu'il soupçonne de relations incestueuses avec sa femme.

l'horreur du crime s'en trouve diminuée, s'il faut ainsi conclure de la bienveillance des verdicts rendus en leur faveur le plus souvent.

Il surgit pourtant, à de longs intervalles, quelque cas isolé : Boyer a cité l'exemple d'une femme qui coupa la verge de son mari, pendant qu'il dormait. Le Dr L. Westbrook, en 1885, eut également l'occasion d'observer un homme que sa maîtresse avait mutilé à l'aide d'un rasoir. Cette fois-là, l'hémorragie emporta le blessé[1].

1. Rapportons encore ce curieux exemple de castration, provoquée par des sévices graves de la part d'un époux trop ardent :

« Le 8 mai 1859, vers huit heures du soir, un petit village de la tribu des Beni-Douala fut le théâtre d'une scène tragique dont la narration donnera un exemple des mœurs barbaresques. Un tout jeune couple, dont les liens comptaient à peine sept jours de date, composait tout le personnel de cette scène qui eut pour dénouement l'amputation presque complète du pénis de l'époux, par les mains de sa jeune femme ou plutôt d'une enfant.

« Ce fait n'est pas sans précédent dans les annales matrimoniales, mais ce qui est peut-être sans exemple, c'est le motif qui détermina cet attentat. Comment en effet concevoir qu'un sentiment autre que la passion, la jalousie ou le désir de la vengeance puisse armer de délicates mains féminines dans l'intention d'accomplir sur un mari une mutilation aussi barbare que l'est la section de la verge ? Cet acte criminel n'a cependant été déterminé par aucun de ces motifs. Il n'a été que le résultat de l'instinct de la défense personnelle.

« On comprendra jusqu'à un certain point la légitimité de ce motif si l'on considère la condition précaire de la femme dans la société musulmane, et le caractère du mariage qui, dépouillé de tout prestige religieux et social, est réduit aux honteuses proportions d'une transaction commerciale. Aussi la femme, devenue marchandise, est-elle achetée, vendue, revendue comme

Cette sorte de crime provoque le plus souvent une expertise, aussi les annales médico-légales renfer-

matière inerte, sans égard pour les conditions d'âge, **de sympathie** et de volonté de la part de la jeune fille, lorsque le trafic est favorable à la cupidité des parents. Car ce sont eux qui perçoivent le montant de la dot consentie par l'époux ; de là résulte que des enfants en bas-âge, ou des jeunes filles encore impubères sont souvent vendues en mariage à des **adultes** impatients d'user quelquefois de leurs droits conjugaux ou plus exactement du droit de possession.

« La jeune Smina-ben-Chaban, de la tribu des Douala, en Kabylie, cercle de Tizi-Ouzou, a été une des victimes de cette coutume immorale, contre laquelle on ne saurait trop réclamer la bienveillante sollicitude du gouvernement français.

« Cette jeune fille, d'une complexion frêle, délicate, encore impubère et douée d'une physionomie douce et agréable, fut mariée l'année dernière, pour la première fois, à peine âgée de dix ans, à un individu de sa tribu, auprès duquel elle vécut vierge.

« Son mari, pauvre fellah, eut au moins la pudeur de respecter l'âge de cette enfant. Peut-être Smina était-elle heureuse avec lui. Toujours est-il que la tranquillité du ménage ne fut pas troublée. Mais ce bonheur importait peu aux parents qui parvinrent à la faire divorcer pour la vendre, au commencement du mois de mai 1859, à un jeune homme plus riche, de la même tribu.

« Celui-ci, moins réservé que son prédécesseur, fit sur cette enfant des efforts brutaux pour jouir de sa personne. Ces fréquentes tentatives, sur des organes non suffisamment développés, occasionnèrent à la jeune femme de vives souffrances. Elle s'en plaignit à ses parents et se réfugia même chez eux pour se soustraire à ces exigences importunes. Ces derniers, craignant un divorce qui dans ce cas les eût obligés de restituer au mari le montant de la dot, accueillirent très mal ces lamentations de leur fille, la gourmandèrent même sur son indocilité d'épouse et la ramenèrent sous le toit conjugal.

« Smina résolut alors d'employer la violence pour échapper à son martyre, et dans sa faiblesse, elle usa de perfidie. Voici l'expédient qu'elle imagina : on lui avait, dit-elle à son mari ment-elles un certain nombre de cas similaires. En 1900, à l'Hôtel-Dieu de Paris, nous nous rappelons avoir vu un nommé P... Louis, qu'une ancienne maîtresse avait, d'un seul coup de mâchoire, amputé de la totalité du pénis.

en feignant de compatir à ses ennuis, enseigné le moyen de devenir promptement femme faite, par la vertu d'un sortilège. Elle lui proposa, en conséquence, d'aller ensemble dans un fourré de roseaux, voisin de la maison, pour en faire l'essai.

« Le crédule adolescent accepta avec joie cette proposition. Arrivée à l'endroit convenu, Smina dit à son mari de la déshabiller, de lui lier les pieds et les mains après l'avoir étendue sur le sol, et de rouler sur son ventre des œufs, qu'elle lui avait recommandé de porter dans le capuchon de son burnous. Cela fait, ce fut au tour de la femme d'exécuter pareille manœuvre sur son mari. Mais à peine celui-ci est-il étendu et lié pieds et poings, qu'au lieu de rouler les œufs, Smina s'arme rapidement d'un rasoir kabyle caché sous ses vêtements, saisit la verge qui était en érection, et la tranche presque entièrement à sa racine, par une section transversale haut et bas, en laissant le malheureux baigné dans son sang.

« Livrée par le caïd de la tribu à l'autorité française, Smina fut conduite à la prison de Tizi-Ouzou. C'est là que je l'examinai et que je rédigeai un rapport, dont les conclusions suivantes, répondant à des questions de la commission rogatoire, déterminèrent sa mise en liberté :

« 1° La nommée Smina-ben-Chaban est impubère ;

« 2° Elle a été déflorée ;

« 3° Les organes génitaux, encore à l'état rudimentaire, sont très disproportionnés avec l'organe viril d'un adulte ;

« 4° Les tentatives d'union sexuelle de la part du mari ont été violentes, douloureuses pour la fille, et par conséquent prématurées ;

« 5° Les lésions signalées aux organes génitaux sont le résultat de ces tentatives. »

Quant au mari, il guérit de son affreuse blessure.

(Védrenne. In *Recueil de Chirurg. et Méd. milit.*, t III, 3ᵉ série, 1860.)

La même année, dans un petit pays situé près de Novare, à Varallo, un certain Giovanni Strola, abandonné de sa maîtresse, tua son rival d'un coup de couteau, puis il s'acharna sur le cadavre et le mutila.

Il peut arriver en effet que la castration ne soit que le complément, en quelque sorte, de l'acte criminel. On observe dans ce cas sur le corps de la victime d'autres traces de violences que celles relevées au niveau des parties sexuelles. Les assassinats commis par des pédérastes sur leurs compagnons de débauche, et dont la jalousie constitue le mobile ordinaire, offrent plusieurs exemples significatifs à cet égard : Tardieu les a signalés.

Mais il est une variété spéciale de crimes dans lesquels la mutilation génitale est pour ainsi dire constante, elle en est la marque caractéristique : nous voulons parler du crime sadique. Gorre écrivait naguère : « Le désir sexuel est parfois frère de l'assassinat. » Rien n'est plus exact. Il est possible toutefois que le criminel sadique n'aille pas jusqu'au meurtre, en vue de satisfaire ses désirs morbides, mais il se rendra coupable, pour les assouvir, de quelque violence, et c'est contre les organes sexuels que cette violence sera le plus souvent dirigée.

C'est ainsi qu'en 1874 les tribunaux anglais condamnèrent à la réclusion perpétuelle Jesse Pommeroy, « boy torturer », qui s'était livré à des violences de toute nature sur des enfants. Plusieurs furent assassinés par lui, après qu'il les eût violentés, et sur l'une de ses victimes il trancha même d'un coup de couteau les testicules ainsi que l'extrémité du pénis.

Un autre sadique, Von Zastrow, fut également déféré aux tribunaux sous l'inculpation de viols commis sur des jeunes garçons impubères, et de sévices consistant en plaies, morsures, et dans un cas, arrachement des testicules.

On trouve encore dans Tardieu le récit des brutalités monstrueuses commises par deux pédérastes sur un malheureux enfant[1]. Mais il semble que dans cette variété de forfaits, aucun criminel n'atteignit jamais la somme d'horreur à laquelle parvint Vacher « l'éventreur. » Sur le cadavre de ses innombrables victimes, jeunes filles ou garçons, on constata l'existence à peu près constante de mutilations intéressant les organes génitaux.

Ces sortes de crimes sont donc bien la réalisation d'une impulsion sexuelle initiale. Ils relèvent, en un

---

1. « Le jeune S..., âgé de trois ans, fils d'un marchand de vins, n° 85 de l'Avenue, à Paris, à six cents mètres environ de la barrière de la Chapelle, a été tué vers quatre heures dans la plaine Saint-Denis, le 2 janvier 1866. D'après le rapport du commissaire de police de Saint-Denis, l'enfant aurait d'abord été victime des passions brutales de deux hommes qui lui auraient ensuite brisé la tête à coups de pieds et de pierres.

Un marchand colporteur, nommé Caster, âgé de 55 ans, l'un des auteurs du crime, avait rencontré sur la route un jeune apprenti mouleur en cuivre qui, après l'avoir provoqué à des pollutions mutuelles, avait attiré l'enfant derrière la demeure de ses parents. Là, pendant que l'un tenait le pauvre petit la tête entre ses jambes, le forçant au plus dégoûtant office, l'autre le violait par derrière et le déchirait presque dans les profondeurs de son corps. Puis, *après lui avoir mordu*, par un dernier excès de brutalité lubrique, *les parties sexuelles*, ils lui écrasaient la tête à coups de pierres et de pieds, et le laissaient dans le champ inanimé, mutilé, méconnaissable même aux yeux de son père. »

(Tardieu. *Étude médico-lég. sur les attentats aux mœurs.* Observ. XXXII.)

mot, du *sadisme*. Mais que faut-il au juste entendre par là ? M. Lacassagne a défini le sadisme : « Un état cérébral dans lequel l'instinct sexuel est excité ou satisfait sous l'influence de l'instinct destructeur. »

« Trouver, a dit d'autre part M. le D\u1d63 Thoinot, dans une souffrance de degré très variable — tantôt légère tantôt grave, ou d'un raffinement atroce — qu'on fait infliger, qu'on voit infliger, ou qu'on inflige enfin soi-même à un être humain, la condition toujours nécessaire et parfois suffisante de la jouissance sexuelle : telle est la perversion de l'instinct génital qu'on appelle sadisme. »

En définitive, que le centre génésique d'un individu, mentalement dégénéré, reçoive un jour une *impression forte* à la pensée ou à la vue d'une souffrance imposée à autrui, que le spectacle de cette souffrance éveille en cet homme le sentiment d'une volupté aiguë, ayant pour résultante l'orgasme vénérien, presque fatalement la déviation, à titre définitif, de l'instinct sexuel s'ensuivra.

Dorénavant, ce malheureux devient un malade, un malade de la volonté battue en brèche par l'impulsion obsédante, et il sera soumis, d'une façon permanente, à cette force nouvelle qui s'est emparée de lui. Cette force procédera par crises paroxystiques se réveillant sous le coup de fouet d'une circonstance fortuite, et durant ces crises, l'individu n'aura plus qu'un but : la recherche de l'impression morbide primitivement ressentie.

C'est précisément cette recherche de la volupté, par le renouvellement de l'acte conçu dans le *vertige mental initial*, qui ajoute, s'il est possible, à l'horreur du crime sadique : « Un de ses caractères, dit en effet M. le Dr Thoinot, c'est qu'il est à répétition : le sadique, poussé par l'irrésistible impulsion qui le domine, accumule forfaits sur forfaits. » Son esprit, étreint par l'impulsion dominatrice, ne cédera peut-être qu'avec difficulté ; il y aura lutte pendant un certain temps contre l'idée obsédante, mais la capitulation de la volonté est assurée devant la recherche de la jouissance sexuelle. Celle-ci est-elle subordonnée à la *manœuvre attentatoire* susceptible de lui procurer la satisfaction d'une sensualité anormale, un moment viendra où le sadique d'hésitera plus : il cédera à l'élément impulsif qui le domine tout entier, il deviendra criminel.

Et Krafft-Ebing l'a judicieusement fait observer, l'acte de violence constitue alors, pour bon nombre de ces malheureux, une sorte *d'équivalent de l'acte sexuel* auquel il finit par se substituer tout entier. Tel est le cas de l'italien Verzeni, dont Lombroso donne l'observation, chez lequel l'orgasme vénérien se produisait à la minute exacte où il serrait le cou de ses victimes, sans qu'il les violât pour ainsi dire jamais.

Sa fureur de cruauté apaisée, le perverti sadique se reprend en quelque sorte, il éprouve une sensation de soulagement, il lui semble, pour employer une expression caractéristique, que « sa poitrine est débarrassée d'un poids énorme ».

Cette forme-type du sadisme constitue, en réalité, une tare héréditaire ; le misérable impulsif chez qui on la rencontre est un dégénéré qui, dès sa naissance, la portait en lui.

De ce sadique impulsif, de ce malade, il convient de différencier l'individu, parfois vicieux, le plus souvent brutal, qui laisse son instinct destructeur s'abandonner à ce qu'on a appelé *la colère de la volupté*.

Celui-ci comme celui-là pourra, il est vrai, à un moment donné, devenir criminel. On ne saurait, pourtant, les assimiler l'un à l'autre : l'un est un malade qu'il faut isoler et traiter comme tel, l'autre une brute sanguinaire dont les forfaits tombent sous le coup de la vindicte publique. Peut-être est-ce là une différenciation bien spécieuse, bien ardue à établir dans nombre de cas, où le degré de responsabilité pénale restera des plus difficiles à déterminer. Les controverses ardentes dont le procès de Vacher fut le point de départ, en sont la preuve.

Sans vouloir entrer dans la discussion du rapport médico-légal qui amena la condamnation de l'ancien interné des asiles de Dôle et de Saint-Robert, il convient donc d'insister sur ce fait qu'en matière de crime sadique, on se trouvera le plus souvent en présence non d'un criminel vulgaire, mais d'un dégénéré mental, sinon d'un véritable dément dont le cas relève bien plutôt du traitement médical, du cabanon ou de la douche, que des travaux forcés ou de la guillotine. Il n'appartient pas à la société, aussi largement qu'on comprenne son droit de défense, de supprimer un irresponsable. Cet irresponsable a droit à la vie : s'il est dangereux, qu'on le mette hors d'état de nuire, et pour ce, qu'on l'interne.

*
* *

Mais, dans tous les autres cas de mutilations sexuelles effectées sur autrui, la sanction pénale devra intervenir. Au reste, on s'est préoccupé de tous temps et en tous pays de châtier ces sortes d'attentats.

Rappelons d'abord que sous la Renaissance le Code de la Caroline, promulgué par Charles-Quint, dénommait crime de castration toute mutilation des organes de la génération pratiquée indifféremment sur l'homme, la femme ou l'enfant. Le coupable devait subir la peine capitale.

En France, à l'époque où la médecine empirique exerçait le plus de ravages, au XVIII⁰ siècle, Jousse, le célèbre juriste de droit criminel, écrivait que « ceux qui se mutilent eux-mêmes dans les parties nécessaires à la génération sont punissables de mort, et que les chirurgiens ou autres qui mutilent les autres pour en faire des eunuques doivent subir la même peine. »

Actuellement, les différentes juridictions d'Europe ont édicté les peines suivantes contre ce genre de délits :

Allemagne. — De 1 à 5 ans. En cas de mort de 2 à 10 ans (C. pénal, 224 à 226).

Angleterre. — La castration criminelle n'est pas prévue expressément : « Quiconque commet une violence sur quelqu'un avec intention de blesser, défigurer ou *rendre incapable* encourt la servitude pénale pour cinq ans ou à vie — ou deux années d'emprisonnement. »

Autriche. — De cinq à dix ans de travaux forcés. (C. pén., art. 156).

Hongrie. — Cinq ans de réclusion (C. pén., 303).

Belgique. — L'article 400 punit de deux à cinq ans, et de 200 à 500 francs d'amende les coups et blessures ayant produit une maladie incurable, la *perte d'un organe*, etc.

La loi du 3 juin 1870 punit de deux ans de prison

les mutilations faites en vue de l'exemption du service militaire.

Espagne. — Réclusion à temps ou à perpétuité (art. 429).

Italie. — De cinq à dix ans de réclusion (art. 372).

Pays-Bas. — Pas prévu expressément. Blessures graves punies par les articles 300 à 303.

Portugal. — « Celui qui commet le crime de castration en amputant à autrui quelque organe nécessaire à la génération est condamné à la prison majeure ou cellulaire, de deux à huit ans. Si le mutilé vient à mourir dans les quarante jours qui suivent le crime, la peine est portée, soit à huit ans de prison cellulaire suivis de douze années de déportation, soit à vingt-cinq ans de déportation » (art. 366).

Russie. — Privation des droits civiques, ou quatre à six ans de travaux forcés, ou déportation en Sibérie (art. 1477).

Suisse. — Bâle. — Pas prévu expressément ; — un à six ans de chaîne.

Genève. — Dix à quinze ans de réclusion (art. 264).

Neufchâtel. — Un à cinq ans de réclusion ; — dix à quinze ans, si le résultat : empêcher la génération, a été voulu (art. 361).

Soleure. — Dix ans de réclusion (art. 117).

Valais. — Trente ans de réclusion. Réclusion perpétuelle en cas de mort de la victime (art. 254).

Vaud. — Un à huit ans de réclusion. Le double si la préméditation est établie.

Grisons. — Un à vingt ans (art. 121).

En France, le Code pénal du 25 septembre 1791 (art. 28) punissait de mort le crime de castration, sans établir de distinction pour le cas où le crime aurait ou non entraîné la mort. Aujourd'hui la sanction en est établie par l'article 316 du Code pénal, ainsi conçu: « Toute personne coupable de crime de castration subira la peine des travaux forcés à perpétuité. — Si la mort en est résultée avant l'expiration des quarante jours qui auront suivi le crime, le coupable subira la peine de mort. »

Comme on le voit, aux termes de cet article, la loi française ne considère la castration comme un crime qu'au cas où elle s'exerce *sur autrui;* sinon, et effectuée par l'agent *sur lui-même,* elle rentre dans une classe de faits contre lesquels la loi ne prononce aucune peine, sauf toutefois s'il s'agit d'une mutilation ayant pour objet l'exemption du service militaire.

La perte ou l'altération organique de l'un ou des deux testicules entraîne en effet l'exemption ; de même pour l'absence de l'urèthre. Il est assez rare pourtant qu'on ait à noter une mutilation sexuelle effectuée dans ce but.

Nous ne ferons que signaler en passant le procédé imaginé jadis par certains conscrits qui s'insufflaient de l'air dans le tissu cellulaire des bourses; le scrotum augmentait alors de volume au point de simuler une tumeur qui pouvait donner le change, au conseil de révision.

Quant aux mutilations proprement dites, amputation d'une portion plus ou moins considérable de la verge, avulsion testiculaire, etc., elles sont d'exception. Le Dr Huguet, chirurgien militaire, n'en a observé qu'un seul cas dans une période de près de quarante années. Nous en avons signalé un autre qui valut au coupable la peine de deux années de travaux publics [1].

De pareils actes d'auto-mutilation ne peuvent relever, nous l'avons vu, que de la législation militaire. Le Code civil ne les atteint pas ; mais il englobe tous les cas de mutilation commise sur autrui, quand bien même le patient l'aurait sollicitée. Il semblerait cependant, ainsi que l'a fait remarquer M. Blondel[2], que dans ces faits *d'auto-mutilation indirecte*, la volonté manifestement morbide du psychopathe qui requiert cet office de la part d'autrui ne pût rencontrer de complicité que dans des volontés elles-mêmes pathologiques et soustraites, de ce chef, à la répression légale.

Du reste, la castration n'est punissable, en tan que mutilation spéciale des organes sexuels, que si le but du coupable a été de *priver la victime de la faculté procréatrice*, et alors peu importent les motifs qui ont donné naissance à la perpétration du délit : que ce soit la vengeance, la jalousie ou la spéculation, la peine reste la même. Mais, s'il résulte de l'enquête que le but visé était le *meurtre de la victime*, bien que la castration s'en fût seule suivie, le fait pourra être qualifié assassinat ou homicide, et non pas castration.

Il y aura castration criminelle, au contraire, toutes les fois qu'aura été effectuée l'amputation, non seulement des testicules, mais encore d'un organe nécessaire à l'accomplissement des fonctions génératrices, ou que ces organes auront été l'objet de blessures

---

1. *Castr. crim. et maniaq.*
2. Blondel. *Les auto mutilateurs.* 1906.

volontaires tendant à une amputation (arrêt de la Cour de cassation du 1er sept. 1814). L'amputation de la verge, à l'exclusion des testicules, serait donc suffisante pour constituer le crime. En un mot, la loi vise toute mutilation des organes sexuels ayant pour résultat d'entraver la fécondité. « C'est la virilité que la loi a voulu protéger. » (Tardieu).

La tentative en elle-même est passible de la même peine que le crime accompli (C. pén., art. 2) et celui-ci ne rencontrera d'indulgence devant la loi que s'il a été *immédiatement provoqué par un outrage violent à la pudeur*, auquel cas il sera considéré comme *meurtre* ou *blessures excusables* (C. pén., art. 325). En cas de viol, par exemple, le crime cesserait d'être punissable (Dr. com. de l'art. 328).

Mais que faut-il comprendre sous cette désignation d'outrage violent à la pudeur? L'excuse ne saurait exister en effet s'il était possible à la victime de l'attentat de le repousser par d'autres moyens que la castration. Encore faut-il reconnaître que les juges auront toujours à faire la part de la colère, de l'indignation ou du trouble de la victime.

En outre, l'excuse de l'article 325 peut-elle s'appliquer à des tiers? La loi romaine étendait l'excuse aux parents du mutilé. De nos jours, on admet que les témoins de l'outrage, effectuant la castration *immédiatement* et pour le punir, doivent être déclarés excusables. C'est assez dire que l'excuse ne saurait être admise au cas de complot prémédité en vue de la mutilation.

Ainsi que nous l'avons dit, la castration, dans nos

pays du moins, a presque complètement disparu des mœurs criminelles. Elle ne relève plus guère aujourd'hui que du fanatisme religieux ou encore de la folie mystique et des autres formes de l'aliénation mentale.

Les déments imaginent les prétextes les plus invraisemblables pour justifier à leurs propres yeux l'attentat commis sur eux-mêmes. Un paralytique général, dont Snell rapporte l'histoire, exprimait son désir d'épouser neuf cents femmes ; un jour, il tenta de se couper la verge en quatre, non pas, disait-il, dans le but de se faire du mal, mais afin d'augmenter une puissance virile déjà extrême.

Brachet cite d'autre part le cas d'un Italien enfermé pour une maladie délirante, qui se castra « pour changer de sexe. Le spectacle de plusieurs autres malades internés avec lui et qui se livraient avec fureur à la masturbation lui avait suggéré l'idée de cette métamorphose : « Que de semence perdue ! avait-il pensé. Combien une femme ici ferait bien ses affaires ! Si j'étais femme, ce serait moi qui profiterais de tout cela ! »

Un autre paralytique général, observé par Garnier, fut amené un jour à l'Infirmerie spéciale. Il avait tenté de s'enlever les testicules au moyen d'un mauvais couteau afin de montrer que chez lui « la puissance virile était telle que la glande testiculaire n'était point nécessaire à la procréation ». Enfin le même auteur rapporte qu'un garçon de magasin chercha à se couper les testicules par simple curiosité, « pour voir ce qu'il y avait dedans ».

Démence sénile, paralysie générale, alcoolisme chronique, mélancolie, tels sont les états psychiques morbides qui engendrent ces conceptions délirantes aboutissant à l'auto-mutilation.

Le poète Lucilius parle d'un fou qui se castra pour se venger des infidélités de sa femme : « Dès qu'il a résolu de la punir et de tirer vengeance de ses méfaits, notre homme prend un tesson de Samos ; il se coupe la verge et du même coup s'abat les deux testicules[1]. » Vengeance imbécile, déclare le poète, qui ajoute que pour son propre compte il préférerait se défaire de sa femme plutôt que de se castrer.

Un cas à peu près semblable est rapporté dans les *Facéties* du Pogge[2]. Dupuytren cite également un homme qui se maria, déjà âgé, à une femme jeune et légère, et qui, un beau jour, tenta de se donner la mort en s'amputant complètement les testicules. Le même fait a été signalé par Pick à propos d'un vieillard qui se trouvait dans l'impossibilité de remplir ses devoirs conjugaux.

Tous ces faits concernent des hypochondriaques devenus tels, soit du fait de leur impuissance, soit en raison de l'inconduite de leur compagne. « On ne conçoit guère, dit à ce sujet Dupuytren, par quelle aberration de jugement un malheureux jaloux se prive volontairement des organes de la virilité. Il y

1. « *Hanc ubi vult male habere, ulcisci pro scelere ejus.*
     Testam sumit homo Samiam, sibique illico telo
     Praecidit caulem, testesque una amputabat ambo. »
2. « Certain habitant de la ville de Gobbio, nommé Giovanni, jaloux à l'excès, se demandait comment faire pour savoir à coup sûr si sa femme s'abandonnait à quelque autre. Par une ruse longuement méditée et bien digne d'un jaloux, il se châtra de ses propres mains : « A présent, dit-il, si ma femme devient grosse, elle ne pourra pas nier l'adultère. » (*Les Facéties* de Pogge Florentin.)

a dans cette étrange résolution un mystère du cœur humain fait pour exciter la sagacité des moralistes. Serait-ce une affaire d'amour-propre blessé ? Serait-ce une punition volontaire infligée par le remords et acceptée pour expier des fautes qu'un cerveau affaibli s'exagère ? Nous abandonnons cet examen aux psychologistes. »

Ajoutons que, la plupart du temps, le mélancolique se mutile dans l'espoir que ses blessures entraîneront la mort, en vertu d'une croyance populaire qui veut que l'excision des parties sexuelles soit fatalement mortelle.

Les auto-mutilations répondent encore parfois à des perversions sexuelles plus ou moins singulières. Ces faits s'observent chez certains individus qui s'inspirent sans doute de cette formule que « la grande douleur est sœur de l'extrême volupté », et qui se mutilent dans un but érotique, afin de se procurer des jouissances nouvelles ou de réveiller leurs sens endormis.

A ce point de vue, l'histoire de Gabriel Gallien, ce berger solitaire qui se fendit peu à peu, longitudinalement, les corps caverneux, restera un exemple topique [1]. Ces cas, du reste, sont exceptionnels ;

1. « Depuis l'âge de quinze ans jusqu'à vingt-six, il répète l'acte onanistique plus de huit fois par jour, n'éjaculant souvent qu'un sperme rougi par le sang. Il se met ensuite pendant seize années à titiller son urèthre avec un bâtonnet. La sensibilité s'émousse ! il arme sa main d'un couteau, incise son gland suivant le trajet uréthral, et comme une sensation voluptueuse en est la conséquence, il recommence cette opération des centaines de fois, jusqu'à ce qu'il ait divisé son canal jusqu'au pubis. Il reprend alors son bâtonnet pour exciter voluptueusement les orifices éjaculateurs, pendant dix ans

ils ont trait à des individus auxquels on pourrait réserver assez exactement la dénomination de *sadiques intervertis*. C'est en effet en s'infligeant à eux-mêmes des souffrances atroces qu'ils décuplent la volupté du spasme vénérien, à l'encontre du sadique dont la lubricité ne se repaît qu'au spectacle des souffrances subies par autrui.

Nous avons cité tous ces cas d'auto-mutilation à titre de simple curiosité médicale ; ils ne sont d'ailleurs qu'une variété de la monomanie du suicide, laquelle ne saurait tomber sous le coup de la loi. Le Code par conséquent les ignore, mais en revanche il estime que l'épithète d' « eunuque » constitue une injure qualifiée et exige réparation.

C'est à cette opinion du moins que se rangea naguère le président de la onzième Chambre correctionnelle, M. Gallois. La dame qui avait lancé cette épithète malveillante invoquait bien, il est vrai, à l'appui de l'argumentation contraire, la haute considération dont on entoure l'eunuque dans les pays orientaux.

Mais les juges estimèrent que ce qui peut être une marque de distinction en Orient ne l'est pas forcément en France, qu'en outre l'expression d'eunuque comportait, en l'espèce, un caractère d'autant plus injurieux qu'elle s'adressait à un homme marié, et ils condamnèrent aux dommages et aux dépens l'irascible personne. Autres pays, autres mœurs : l'Orient tolère la chose, et nous condamnons même le mot.

encore. Un jour la vessie avale le bâton et force le berger à entrer à l'hôpital de Narbonne. On pratiqua l'ouverture de la vessie sur ce délirant épuisé qui mourut, peu de temps après, de phtisie. » (C. Raymond.).

CONCLUSION

« A la nature des femmes, il faut ajouter les chastrez, car ils dégénèrent en
tel sexe et retiennent la nature d'iceluy
comme on voit par la nature féminine
et le défaut de poils. »

A. PARÉ.

Nous venons de passer en revue les différentes
causes de mutilations sexuelles chez l'homme. En
manière de conclusion, il nous semble indispensable de donner un aperçu d'ensemble des modifications profondes que la castration entraîne chez celui
qui l'a subie. Ces modifications ne manquèrent pas
de fixer l'attention des anciens auteurs, mais leur
ignorance de la physiologie ne leur permit pas de
les interpréter ; ou du moins, s'ils eurent en quelque
sorte la prescience de l'influence primordiale qu'exerce
l'appareil générateur sur le reste de l'organisme,
ils en tirèrent parfois les plus étonnantes conclusions.
C'est ainsi qu'Aristote [1], après avoir noté l'embonpoint
flasque si fréquent chez les eunuques, parle du gon-
flement des jambes et de l'absence de varices, conséquence de la castrastion « qui change la nature du

1. Arist. *Probl.* X. 37.

mutilé en celle des êtres sans semence. Or l'enfant n'a jamais de varices ».

Tout ce que dirent au sujet des castrats les philosophes et les médecins grecs fit autorité en la matière pendant des siècles. Mais leurs écrits s'augmentaient, chemin faisant, de toutes sortes de fables, que la littérature du xvie et du xviie siècle accueillit à l'aveugle, sans seulement en contrôler la valeur. Bodin, dans son *Théâtre*, n'a-t-il pas prétendu que les eunuques étaient incapables d'avaler certains mets, par exemple les œufs durs ?

Nous laisserons de côté tous ces contes pour nous en tenir aux données de la physiologie ainsi qu'aux recherches récentes relatives aux eunuques, et aux particularités si curieuses de leur organisme. Il va de soi que les considérations qui suivent ne s'adressent pas spécialement aux médecins, car elles leur sont familières ; elles sont destinées à tous ceux, en général, qui s'intéressent aux problèmes physiologiques. Aussi nous sommes-nous efforcé de n'utiliser des termes techniques que ceux strictement indispensables.

Dans nos pays, il paraît assez malaisé de réunir les éléments nécessaires à une étude des effets de l'eunuchisme, les eunuques ne courant pas les rues. Le plus souvent, les malheureux qui pour une cause quelconque ont dû subir l'amputation chirurgicale des glandes testiculaires disparaissent, une fois guéris. Ils se soucient fort peu de se trouver de nouveau en contact avec leur médecin, et en général avec tous ceux qui sont au courant de leur infortune.

Mais il existe certains sujets que la nature a traités en marâtre, et qui sont, comme le disait saint

Mathieu, des eunuques de naissance. Du fait de leur constitution même, ces individus se trouvent normalement placés dans des conditions identiques à ceux qui ont été mutilés : ce sont des castrats physiologiques. Évidemment, les vrais eunuques de naissance c'est-à-dire ceux qui ne présentent aucune trace de verge ou de testicules sont rarissimes ; ce sont des curiosités tératologiques. Mais il est des dégénérés de souche alcoolique, tuberculeuse, ou le plus souvent syphilitique, chez qui les testicules n'existent, pourrait-on dire, qu'à l'état virtuel : quelquefois, ils ne dépassent pas le volume d'un petit haricot. Le tissu normal de la glande y est représenté à l'état embryonnaire, et le plus souvent il est remplacé par du tissu fibreux : la glande ne subsiste pas plus que si le bistouri du chirurgien l'avait supprimée.

Chez d'autres, les testicules, au lieu de suivre leur évolution régulière sont restés inclus (cryptorchidie) dans la cavité abdominale, où ils s'atrophient le plus souvent.

Pour ces différents sujets, la transformation qui s'effectue chez l'homme normal à l'époque de la puberté, lorsque les glandes génitales entrent en fonction, ne se produit pas. Le caractère mâle de l'individu ne s'affirme par aucune des transformations appréciables en pareil cas, mais par contre de multiples dystrophies organiques font de ces dégénérés un sexe à part, un troisième sexe, comme on l'a dit si justement, comparable aux eunuques.

A la suite de la castration, l'une des principales modifications que l'on observe porte sur le système osseux. Les membres, et surtout les membres inférieurs, grandissent davantage chez les castrats que chez les autres individus du groupe ethnique auquel ils appartiennent, mais ce qu'ils gagnent en longueur ils le perdent en solidité. Le membre inférieur a généralement de six à dix centimètres de plus que la normale.

Ces constatations, faites par Lortet sur un squelette d'eunuque rapporté d'Égypte, ont été reprises. depuis par Regnault, par Godard, par Teinturier, On les a notées également chez les animaux châtrés chez le chapon, chez le bœuf.

Aristote prétendait au contraire que l'eunuque augmente seulement en largeur pour toute croissance, car, disait-il,« il ne change que pour prendre la forme des femmes mariées ». Cet accroissement en largeur ne s'observe réellement que chez les individus châtrés après développement intégral de leur système osseux ; il est dû à un embonpoint anormal consécutif à l'opération. Cette erreur d'Aristote tendrait à prouver que de son temps la Grèce n'était pas encore le vaste entrepôt d'eunuques qu'elle devint dans la suite.

Mais la dystrophie osseuse n'atteint pas seulement les membres. L'ossification de la tête subit de son côté des altérations notables : son développement est inversement proportionnel à celui de la taille. La hauteur de la tête est plus petite ; il en est de même des diamètres antéro-postérieur et transverse. La castration a donc pour résultat de restreindre la croissance absolue du crâne dans ses trois dimensions principales.

Le cerveau est en conséquence plus petit et son poids moins considérable que chez un sujet normal. Le cervelet est également réduit de volume, d'où l'étroitesse de la nuque si souvent observée chez les castrats. Cet arrêt de développement de l'ensemble du système nerveux central vient du reste à l'appui des mensurations prises par Huschke sur les animaux.

L'absence de sécrétion testiculaire provoque encore d'autres troubles organiques. En dehors de la déficience ou de l'atrophie de certaines glandes à sécrétion interne, on a vu que la castration entraînait l'atrophie constante du larynx.

Mais les eunuques présentent encore une autre particularité non moins remarquable : c'est le développement rudimentaire du système pileux. La barbe, les poils du pubis et des aisselles font défaut chez les sujets castrés jeunes, et ils tombent en grande partie chez l'adulte, après l'émasculation. Toutefois ce n'est pas là une règle absolue, et Pietro della Valle qui recueillit de la bouche même de Sarou-Taki-Khan le récit de sa mutilation [1] rapporte qu'il avait conservé une longue barbe blonde.

En règle générale, toutes les fonctions organiques sont retardées chez l'individu châtré. L'appareil digestif a des exigences moindres. Le cœur bat également avec moins d'énergie. Fréquemment, il y a hypertrophie du tissu graisseux, ce qui vient à l'appui des expériences de Loisel relatives au rôle destructeur du testicule concernant ce même tissu, pendant sa période d'activité sexuelle. Les muscles en particulier sont envahis par la graisse, et cette rondeur des contours tégumentaires qui tend à disparaître chez l'enfant vers l'âge de dix ou douze ans pour faire place à des saillies musculaires plus accentuées persiste chez

---

1. Cf., p. 173.

l'eunuque. Le bassin en apparaît comme élargi et les fesses peuvent même affecter la forme en poire que l'on retrouve chez la femme.

Bien plus, on a noté parfois chez les sujets castrés à l'âge d'homme une augmentation du volume des seins, due autant au développement exagéré du tissu graisseux qu'à celui de la glande mammaire, comme si cette glande, normalement atrophiée chez l'homme, entrait subitement en fonction pour compenser le déficit organique résultant de l'ablation testiculaire.

*
* *

Telles sont, résumées, les principales modifications que la castration apporte dans l'économie, et que l'on rencontre à des degrés divers chez les différentes catégories d'eunuques. Tous en effet n'ont pas été castrés dans les mêmes conditions : certains ont subi seulement l'avulsion testiculaire, tandis que d'autres sont privés de la totalité de l'appareil génital. Ceux-ci ont été castrés avant la puberté ; ceux-là ont été privés de leur virilité à l'âge adulte.

Prenons tout d'abord le cas que l'on observe le plus fréquemment, dans les pays où l'on fabrique encore des eunuques, en Afrique par exemple. Voici un nègre de trente ans, acheté à Khartoum, et que son maître emploie au service du harem. Ce qui frappe tout d'abord, c'est sa haute stature : cet homme a près de deux mètres, encore qu'il se tienne un peu voûté. Mais le torse est resté court ; seules les jambes ont participé à ce développement excessif. C'est un véritable échassier qu'on a devant les yeux. La tête, malgré l'alourdissement de la mâchoire inférieure, est ridiculement petite : le canon artistique qui veut que la hauteur du corps représente sept fois la hauteur de la tête est dépassé, et au delà : le corps de cet individu mutilé a plus de sept têtes, il en a dix au minimum. Les bras sont démesurément longs, la main effilée, étroite, presque simienne. La peau, d'un noir sale, est plutôt grise, terreuse, que noire ; elle a perdu ce lustre, ce vernis dont la race nègre se montre si fière. Le corps est maigre et le visage a conservé une apparence juvénile [1]. La voix est restée d'un timbre élevé et les notes aiguës émises par ce gosier de géant causent une surprise sans cesse renouvelée. La barbe est absente, complètement. Cet homme a été mutilé par des traitants ; il avait quatre ou cinq ans à l'époque. La mutilation a été complète : l'appareil générateur a entièrement disparu.

Examinons maintenant un autre mutilé : celui-ci est de race blanche, il est né à Péra. En 1876, il fut blessé en combattant dans les rangs des troupes turques, et un coup de feu qui lui emporta le testicule droit et endommagea grièvement le gauche a nécessité l'amputation des bourses et de leur contenu. Aujourd'hui cet homme approche de la soixantaine ; il a trouvé une place au sérail. Il est gros, de taille moyenne, sa démarche est nonchalante ; il avance comme les femmes, les pieds écartés, projetés en dehors. La région fessière, anormalement développée, donne à l'ensemble de la silhouette une apparence ovoïde.

---

1. Chez l'eunuque l'aspect du visage demeure immuable, stéréotypé en quelque sorte. De la puberté à la vieillesse l'expression de la physionomie reste la même, les sujets semblent toujours avoir le même âge.

Lorsqu'il parle, la voix est un peu chevrotante, cassée, comme le serait la voix d'un jeune garçon, aux approches de l'âge pubère. La barbe est rare, quelques longs poils clairsemés sous le menton et aux commissures des lèvres, les traits sont empâtés, les chairs flasques et sillonnées d'une multitude de petites rides qui donnent à ce castrat le facies flétri d'une très vieille femme.

Voici donc deux types d'eunuques, tous deux ont été mutilés, mais la castration a produit des effets différents chez l'un et chez l'autre. Pourquoi? Parce que le premier a été émasculé avant le développement de ses organes sexuels, et que le second était déjà homme lorsqu'il dut subir l'amputation. Il en faut donc conclure, non seulement que le développement de l'individu est intimement lié à celui des organes de la génération, mais encore que ces mêmes organes exercent une action constante sur l'économie puisque leur privation aboutit à des transformations si profondes, même chez l'adulte.

Ainsi, la partie fondamentale de l'appareil sexuel, la glande testiculaire, n'a pas pour unique objet d'élaborer le liquide fécondant ; elle doit encore engendrer un principe vital qui, résorbé dans le sang ira, à travers les artères, déterminer l'orientation, morphologique de chacune des cellules du corps humain. Qu'on supprime cette glande et le type mâle, privé de son organe essentiel, au lieu d'évoluer vers sa forme intégrale, se modifiera et se rapprochera insensiblement du type féminin par la mollesse des formes, par l'ampleur du bassin, par l'absence de barbe. C'est là du reste un fait d'observation connu de longue date, puisque Aristote disait dans ses

Problèmes que la mutilation qui fait des eunuques est la transformation d'un homme en femme.

Ailleurs, il s'exprime de façon encore plus catégorique : « Il suffit qu'une seule partie essentielle vienne à changer chez l'individu pour que sa constitution entière éprouve un changement de forme considérable. On peut observer cette transformation chez les eunuques, qui, par la modification d'un seul organe, perdent si complètement leur ancienne forme et dont la tournure diffère si peu de celle d'une femme. Ceci ne s'explique qu'en admettant que certains organes sont des principes ; et quand le principe est modifié, il est nécessaire qu'une foule de ses conséquences soient également changées avec lui [1]. »

A. Paré admettait cette action primordiale du testicule sur tout le reste de l'économie. Enfin, en 1762, Withof écrivait : « Le sperme semble être comme une réserve constamment entretenue par la nature pour être résorbée par le sang et fournir à l'organisme la plus riche nourriture [2]. »

Buffon reconnaissait également la haute importance de cette imprégnation de l'organisme par le suc testiculaire. Un peu plus tard Cabanis reprit les mêmes théories : « Les organes, disait-il, préparent une liqueur particulière, qui refluant dans la circulation générale lui donne une énergie nouvelle [3]. »

Ajoutons qu'avant les dernières découvertes scientifiques sur ce sujet, il y avait deux théories en pré-

---

1. Aristote. *Gener. Anim.* l. IV, cap. I § 25.

2. Withof. *De catastris commentationes quator.* Lausanne, 1762.

3. Cabanis. Cinquième mémoire : *De l'influence des sexes sur les caractères des idées et des affections morales,* 1793.

sence relatives aux caractères physiologiques de l'eunuque. Suivant la première de ces théories, la réaction du système nerveux génital sur les grands centres nerveux jouait dans cet ordre de phénomènes le principal rôle : du fait de la castration, la réaction du premier sur le second système n'existant plus, il était naturel qu'une modification profonde de tout l'organisme s'ensuivît. L'autre théorie était celle antérieurement émise par Withof ; elle attribuait au liquide testiculaire, partiellement résorbé, les qualités d'un stimulant vital exceptionnel, chargé de porter la vigueur et la force par toute l'économie en activant les échanges et les oxydations.

Ce fut cette dernière théorie, reprise par Brown-Sequard, que vinrent confirmer les recherches récentes de Rabaud, de Loisel, de Variot, de Sertoli. Ces différents auteurs attribuent à certaines cellules du testicule, qu'ils dénomment cellules interstitielles, la sécrétion de ces produits actifs destinés à maintenir l'équilibre organique. Enfin, les travaux de Boin et d'Ancel, de Félizet, de Bergonié ont contribué à asseoir cette interprétation sur des bases à peu près définitives. Ils ont montré que c'est cette glande interstitielle, *abstraction faite des autres éléments du testicule destinés à l'élaboration de la semence*, qui imprime à l'organisme mâle son cachet caractéristique et détermine les caractères sexuels secondaires. En un mot, « l'invigoration » organique propre à l'homme est fonction de cette sécrétion interne.

Brown-Sequard avait donc pressenti la vérité lorsqu'en juin 1889, il exposait de la sorte cette façon de voir à la Société de Biologie : « Il est possible, disait-il, que tout le rôle de la glande ne se borne pas à séparer du sang des produits qui doivent être rejetés par excrétion et qu'elle sécrète en même temps des substances qui, ramenées par les veines dans la circulation générale ont une influence sur le système nerveux. » Afin de vérifier cette hypothèse, il eut l'idée de greffer des testicules de chien sur un animal vieux et affaibli, qui présenta incontinent un regain de jeunesse.

Disons en passant qu'en novembre 1891, M. Lode présenta à la Société de Médecine de Vienne une expérience plus concluante encore. Il castra des coqs et leur sutura les testicules sous un point quelconque de la peau. Non seulement ces testicules ne s'atrophièrent pas, mais les animaux en expérience continuèrent à présenter tous les attributs de la virilité [1].

C'est alors que Brown-Sequard imagina de triturer des testicules de chien dans de la glycérine, et d'injecter le liquide ainsi obtenu à des individus âgés ou affaiblis. Il se choisit lui-même — il avait à cette époque 72 ans — pour premier sujet de ses recherches, et tout en faisant la part — minime — de l'auto-suggestion, il affirma que ses injections lui avaient donné un résultat inespéré. Du coup il avait recouvré une énergie nouvelle, une suractivité inattendue de toutes les fonctions organiques, et l'aptitude au travail s'était singulièrement accrue.

On sait avec quelles railleries la presse politique et certains organes scientifiques accueillirent le ré-

---

1. Hunter signala de même des résultats positifs après transplantation testiculaire. Mais plus récemment les expériences tentées par Gobell, par Foa, donnèrent des résultats négatifs et les testicules transplantés chez les animaux châtrés s'atrophièrent.

sultat des expériences de Brown-Sequard. Cependant ses déclarations étaient parfaitement logiques, et il n'avait pas manqué de noter que l'injection du liquide séminal isolé était incapable de déterminer dans l'économie des effets comparables à ceux obtenus au moyen du produit de trituration des testicules.

On n'en traita pas moins en bloc tous les faits observés de phénomènes de suggestion[1], et les travaux de Brown-Sequard furent l'objet des plus vives attaques. Le 13 avril 1893, à la Société de Médecine et de Chirurgie, M. Dignat s'écriait : « C'est le retour à la thérapeutique mystique. On se croirait encore à l'époque du Bas-Empire, alors qu'on traitait la folie avec de la poudre de crâne d'âne. » Et M. Bonnefin concluait en demandant à la Société de daigner aborder des sujets un peu plus pratiques et sérieux.

Depuis, on y est revenu à cette « thérapeutique mystique ». On s'est convaincu du rôle joué dans l'organisme par les sécrétions internes des glandes ; on a compris quel merveilleux moyen de traitement constitue l'absorption de ces mêmes glandes au cas où une cause quelconque vient à entraver leur bon fonctionnement. Rien, par exemple, n'amende l'état morbide dû à l'atrophie de la glande thyroïde et désigné du nom de myxœdème comme l'ingestion de corps thyroïdes d'animaux. C'est également au foie, au sang, au testicule que l'on a recours bien souvent pour traiter la cirrhose, l'anémie, l'impuissance, l'infantilisme.

Sur ce point comme sur tant d'autres, nous retournons bon gré mal gré aux pratiques de l'empi-

---

1. Cf. Buchan. *Die Brown-Sequards Methode*. Berlin, 1895.

risme, et il ne faudrait pas croire que Brown-Sequard fut un novateur, parce qu'il préconisa le suc testiculaire comme un puissant dynamogénique. Dioscoride recommandait déjà les testicules de chien crus, soit frais et écrasés, soit desséchés et réduits en poudre, pour exciter au coït; Eristrate, les testicules du castor; Sérapion, ceux du sanglier. Moins bien inspiré, Pline conseillait le sperme comme aphrodisiaque. Mésué, au XIIᵉ siècle, ordonnait les testicules de renard frais et écrasés. Enfin, Albert le Grand qui appartenait à l'École de Paris, estimait que les testicules du porc constituent, à ce point de vue, un remède souverain.

Le malheur, pour Brown-Sequard, fut qu'on se souvint trop de cette destination particulière de la thérapeutique orchidienne. Il avait voulu seulement faire connaître les effets remarquables de la sécrétion interne du testicule sur la totalité de l'organisme, sans élection spéciale sur la puissance sexuelle. Il s'expliqua maintes fois à ce sujet. Rien n'y fit: la vulgarisation de ses conclusions plus ou moins bien comprises. n'en souleva pas moins un enthousiasme excessif parmi les valétudinaires de tout ordre.

Il n'en fallut pas davantage pour qu'on prêtât aussitôt un caractère un peu scandaleux à ses expériences. L'*invidia medicorum* s'en mêla également et la méthode sequardienne, après avoir excité la verve des uns et la réprobation des autres, fut pendant de longs mois le point de départ de controverses passionnées.

*
* *

Nous croyons nous être étendu assez longuement

sur les propriétés du liquide testiculaire pour qu'il
soit aisé de comprendre que ce puissant modificateur
du consensus physiologique ait également une action
directe sur la mentalité de l'individu. C'est cette
action surtout qui a été discutée, tant par les historiens que par les médecins ou les philosophes. On a
parlé de la pauvreté intellectuelle des castrats ; la
diminution du volume du crâne ayant pour conséquence un arrêt de développement des hémisphères
cérébraux a même été l'un des principaux arguments
invoqués en faveur de cette hypothèse. Mais le poids
du cerveau n'est pas toujours en rapport direct avec
la force de l'intelligence[1] ; il est même certain que
le tracé des circonvolutions et beaucoup d'autres
éléments encore inconnus jouent ici un rôle des
plus appréciables.

Quoi qu'il en soit, la plupart des écrivains qui se
sont occupés des eunuques ne leur ont accordé qu'un
esprit borné et pusillanime. L'avarice serait le moindre défaut de ces êtres déchus ; l'hypocrisie et la bas-
sesse leur apanage ordinaire : « L'esprit du castrat
est étroit, son cœur est sec. Il n'éprouve aucun des
sentiments qui font la gloire et l'honneur de l'humanité[2]. »

Virey[3] ne montre pas plus d'indulgence à leur
égard : « Craintifs par faiblesse et par là même four-
bes et faux, ne pouvant rien par la vigueur, ils re-
courent à la flatterie ; incapables de grands travaux
ils sont d'une avarice sordide ; ne pouvant atteindre
à la gloire, ils se rabattent sur la vanité. »

1. Matrecjka. *Rev. V. Neur. P.* 1907.
2. *Grande encyclop. Larousse.*
3. *Dict. de la conversation.* 1861. Art. *Eunuque.*

De parti pris on a voulu voir seulement dans l'eunuque le tyran et le bourreau des malheureuses confiées à sa garde. On l'a situé dans une atmosphère interlope d'*odor di femina* et de pastilles de sérail. On en a fait un être à la fois redoutable, cruel et mystérieux.

Il convient d'accorder le minimum de crédit à ces appréciations, dont certains auteurs ont tenu à faire justice. Pour Andrews, par exemple, la méchanceté et la jalousie qu'on attribue généralement aux castrats ne serait qu'une fable absurde. Matignon affirme de son côté qu'ils ont, bien à tort, été représentés comme sanguinaires et violents : ils seraient plutôt doux, conciliants, honnêtes.

Autant d'écrivains, autant d'opinions différentes relatives à la mentalité des castrats. Nous l'avons noté à propos des eunuques célèbres puisqu'il en fut jadis. Mais à quelle cause faut-il rattacher cette divergence de vues? Sans doute à une simple erreur d'interprétation: la plupart des auteurs semblent avoir confondu ici l'intelligence avec le caractère.

Il est indéniable que la castration modifie de façon sensible l'activité psychique de l'individu; seulement l'intelligence en subit à peine le contre-coup, tandis que le caractère est parfois complètement transformé du fait de l'opération. On a dit qu'il se rapprocherait alors beaucoup de celui de la femme. Mais n'est-ce pas là ce qui doit logiquement se produire? La mentalité de chaque être organisé ne dépend-elle pas de la manière dont son cerveau réagit aux phénomènes physiologiques personnels et aux phénomènes extérieurs? Et ce mode de réaction n'est-il pas la résultante directe des circonstances particulières ou générales où l'organisme se trouve placé, c'est-à-dire de l'âge, du milieu, du sexe? Or, ce qui fait le sexe, c'est la constitution anatomique de l'individu; on conçoit donc aisément qu'une altération de l'appareil reproducteur, naturelle ou consécutive à une mutilation, aura sa répercussion sur la personnalité psychique. De même que, dans ce cas, l'aspect extérieur du mutilé se rapproche étrangement du type féminin, de même la tournure d'esprit deviendra féminine. L'eunuque aura de la femme les passions momentanées, les caprices, la mobilité de vues, souvent la faiblesse et l'instabilité de la volonté. Mais c'est là à peu près tout ce que l'expérience permet d'abandonner à ses détracteurs : le reste est fonction exclusive de l'éducation et du milieu. Nous sommes loin, on le voit, de cet état psychique voisin du puérilisme mental de Dupré, que certains attribuent aux eunuques, mais qui ne se rencontre guère que chez les infantiles congénitaux, marqués, ceux-là, d'une tare héréditaire.

*
* *

Il nous faut faire, en terminant, une place à part à l'évolution de l'appétit sexuel, chez les castrats. Ceci pourra sembler, à première vue, paradoxal : Ne serait-on pas tenté de croire que des êtres privés des attributs de leur sexe doivent être privés de cet appétit, alors qu'au contraire les faits abondent pour démontrer l'inexactitude de cette hypothèse.

Sans doute le désir sexuel est excité normalement par un état particulier de l'organisme, conséquence de la réplétion des vésicules séminales. Mais il se peut également que certains cerveaux soient organisés de manière à éprouver ce désir, non pas à propos de l'excitation qui leur vient des organes générateurs, mais à propos d'une excitation quelconque où l'imagination, l'habitude, l'exemple ou l'hérédité jouerait le rôle primordial. On ne saurait en définitive dénier à l'eunuque le désir, voire la passion qui n'est en somme que le dernier terme d'un sentiment, puisqu'on ne lui refuse pas l'intelligence.

C'est probablement de la sorte que chez des individus mutilés bien avant l'âge pubère, l'hérédité a pu engendrer des dispositions sexuelles inconscientes, mais susceptibles de s'orienter tôt ou tard dans le même sens que le reste de leur organisme. Or, les eunuques deviennent des femmes, au point de vue psychique. Un fait maintes fois signalé et qui témoigne de cette direction nouvelle de l'instinct, c'est la sollicitude toute maternelle que la plupart d'entre eux manifestent à l'égard des enfants confiés à leurs soins. Les phrénologistes ont même prétendu que le centre de la philogéniture se développe dans le lobe postérieur du cerveau chez les castrats comme chez les femmes. « Cet attachement aux enfants, dit J.-J. Virey, cette *philogénésie* si naturelle aux êtres faibles et aux femmes se remarque chez tous les animaux neutres ou eunuques, chez les abeilles et les fourmis, mulets et chez les chapons. Ceux-ci s'apprennent même à couver des poussins avec autant de sollicitude que les poules. On voit à peu près la même chose parmi les cochons châtrés, tandis que les mâles les plus ardents en toute espèce repoussent la progéniture. »

Malheureusement ce n'est pas toujours à cette innocente passion pour les enfants que se bornent

les aptitudes féminines de l'eunuque. Souvent, on le
sait, il devient un inverti sexuel, et pour employer
un mot de Ribot, ici « c'est d'en bas que vient l'erreur de l'instinct ». Chez le castrat, cet instinct est
prédéterminé par la constitution physique spéciale
qui est la conséquence de la mutilation. L'eunuque
ne fait que subir la loi du déterminisme universel ;
il est, comme l'a dit Chevalier [1], un inverti artificiel.

Le vrai coupable, c'est celui qui l'a mutilé, favo-
risant ainsi un changement de direction de l'instinct
qui fait des eunuques les agents les plus actifs du
vice pédérastique.

Il ne faudrait pas croire toutefois que ce soit là
une règle sans exceptions, et beaucoup d'entre eux,
surtout ceux dont la mutilation a été tardive, montrent un vif penchant pour les femmes. L'ablation
des testicules ne saurait en effet abolir l'appétence
sexuelle, surtout chez les sujets particulièrement
imaginatifs : la tendance mentale et le feu des désirs
suppléera en quelque sorte l'exercice de la fonction.

Aucune impossibilité à cela. Admettons même
que le phénomène sexuel soit au début purement
organique ; Il n'en sera pas moins le point de départ
d'une série de tendances secondaires qui correspon-
dent aux actes destinés à le satisfaire. La fonction
physiologique pourra disparaître par la suite, ces
mêmes tendances n'en subsisteront pas moins, assu-
rant l'intégrité, tout au moins apparente, de la fonction, de même que dans un arbre dont l'aubier serait
complètement rongé, le bois pourra demeurer vivace
près de l'écorce.

1. Chevalier. *Aberrat. de l'instinct sexuel*, 1905.

Ainsi, des eunuques qui n'auront pas été privés du membre viril pourront encore accomplir un simulacre de coït et éjaculer un liquide qui, bien entendu, n'est pas du sperme, mais le produit d'élaboration des glandes prostato-uréthrales.

Galien [1] n'ignorait pas cette particularité, et l'on cite des exemples nombreux de faits de cette nature. Les observations scientifiques ne manquent pas non plus : à la Société d'Anatomie de Bordeaux, Princeteau a signalé le cas d'un jeune homme de dix-neuf ans ayant subi une castration double pour lésions tuberculeuses et qui, à un an de là, se vantait d'accomplir le coït comme auparavant. Un malade de Richet, trois ans après avoir castré, avait encore des érections et coïtait, à l'en croire, normalement. Il en est de même du reste des syphilitiques chez lesquels la maladie a physiologiquement supprimé la glande testiculaire, à leur insu, et qui continuent à faire acte viril.

Les observations prises sur les animaux viennent confirmer ces données. Des constatations faites par plusieurs vétérinaires chargés de la direction des remontes de cavalerie, il ressort que trois à quatre pour cent en moyenne des jeunes chevaux hongres conservent des instincts génésiques et sont capables d'effectuer la saillie.

Il est certain toutefois que l'âge auquel la castration aura été effectuée présente ici une réelle importance. Mais, s'il est logique d'admettre l'action tonifiante particulière du testicule sur les centres génitaux, il est incontestable qu'abstraction faite des glan-

1. Galien. *De usu partium* (liv. XIV ch. X)

des génitales, le réseau réflexe qui préside à l'accomplissement du coït est au complet et peut fonctionner normalement. « Il n'est aucune raison physiologique sérieuse pour que la castration étouffe à jamais les appétits sexuels et soit un obstacle absolu à l'exécution de l'acte vénérien » (J. Dupré).

Cabanis était donc dans l'erreur lorsqu'il prétendait que la continence est la vertu des eunuques, et les Chinois ont grand tort de considérer ces êtres disgraciés comme dépourvus de toute idée libidineuse. Godard ne parle-t-il pas d'un eunuque qui tenta de violer la femme d'un mécanicien, après l'avoir courtisée assidûment. Enfin Franck assure que dans une ville qu'il se dispense du reste de nommer, quatre castrats pervertirent à ce point les mœurs des femmes que la police fut contrainte d'interposer son autorité pour faire cesser des scandales sans précédent.

L'émasculation totale n'est même souvent qu'une garantie de chasteté insuffisante, car il y a dans le désir sexuel autre chose qu'une appétence organique. Stendhal n'a-t-il pas écrit : « Aimer c'est avoir du plaisir à voir, toucher, sentir *par tous les sens* et d'aussi près que possible, un objet aimable et qui vous aime. » C'est ce que Matignon a exprimé de façon plus brutale peut-être en disant que certains eunuques recherchent la société des femmes, se plaisant à leur contact « et en usant *unguibus et rostro* ».

Aussi ne doit-on pas s'étonner de voir les riches eunuques, en Orient, se constituer un harem.

Il est même de tradition pour l'eunuque en chef du sultan d'en posséder un. Bayle avait déjà noté ce fait curieux : « En Orient, il y a quelques eunuques, et même des eunuques noirs entièrement coupés, qui ont des concubines, parce que ces malheureux, à qui on a coupé toutes les parties viriles, ont encore des yeux et des mains. » Ce n'est donc pas simplement, comme le pensait Kremer, le souci de la dignité et du confort de leur maison qui incite les eunuques à ce surcroît de dépense.

Nous avons du reste connu un homme qui eut les testicules enlevés au cours d'un accident de chasse, mais que cette blessure n'empêcha pas de se remarier lorsque sa première femme vint à mourir. Et quelle n'est pas parfois l'ironie du sort: cet infortuné avait élu pour résidence d'été un petit pays dénommé Chaponval !

Résumons-nous: quoi qu'il puisse subsister, après la castration, de la fonction génératrice, la mutilation n'en a pas moins pour conséquence la déchéance physiologique manifeste de l'individu. Et, bien qu'un philosophe allemand, Hartmann, ait poussé le paradoxe jusqu'à oser proposer la castration comme un moyen systématique de se préparer au renoncement total et à l'abolition du « vouloir-vivre », ce n'en est pas moins une coutume sauvage qui devrait à tout jamais avoir disparu. Nulle part au monde on n'aurait dû, en dépit de son irrévérence, laisser tomber dans l'oubli cette parole de Galien: « Les testicules sont plus précieux que le cœur lui-même; le cœur n'est utile que pour vivre, tandis que les testicules le sont pour bien vivre. »

TABLE DES CHAPITRES

CHAPITRE III

La Castration pénale.

CHAPITRE IV

L'Eunuchisme dans l'Antiquité.

CHAPITRE V

Médecine empirique et Castration.

CHAPITRE VI

Les Eunuques célèbres.

CHAPITRE VII

Les Castrats de la chapelle Sixtine.

CHAPITRE VIII

Les Eunuques Orientaux.

CHAPITRE IX

La Castration devant la loi.

CONCLUSION

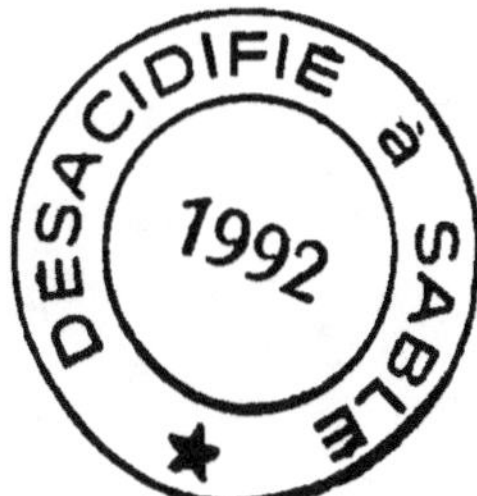

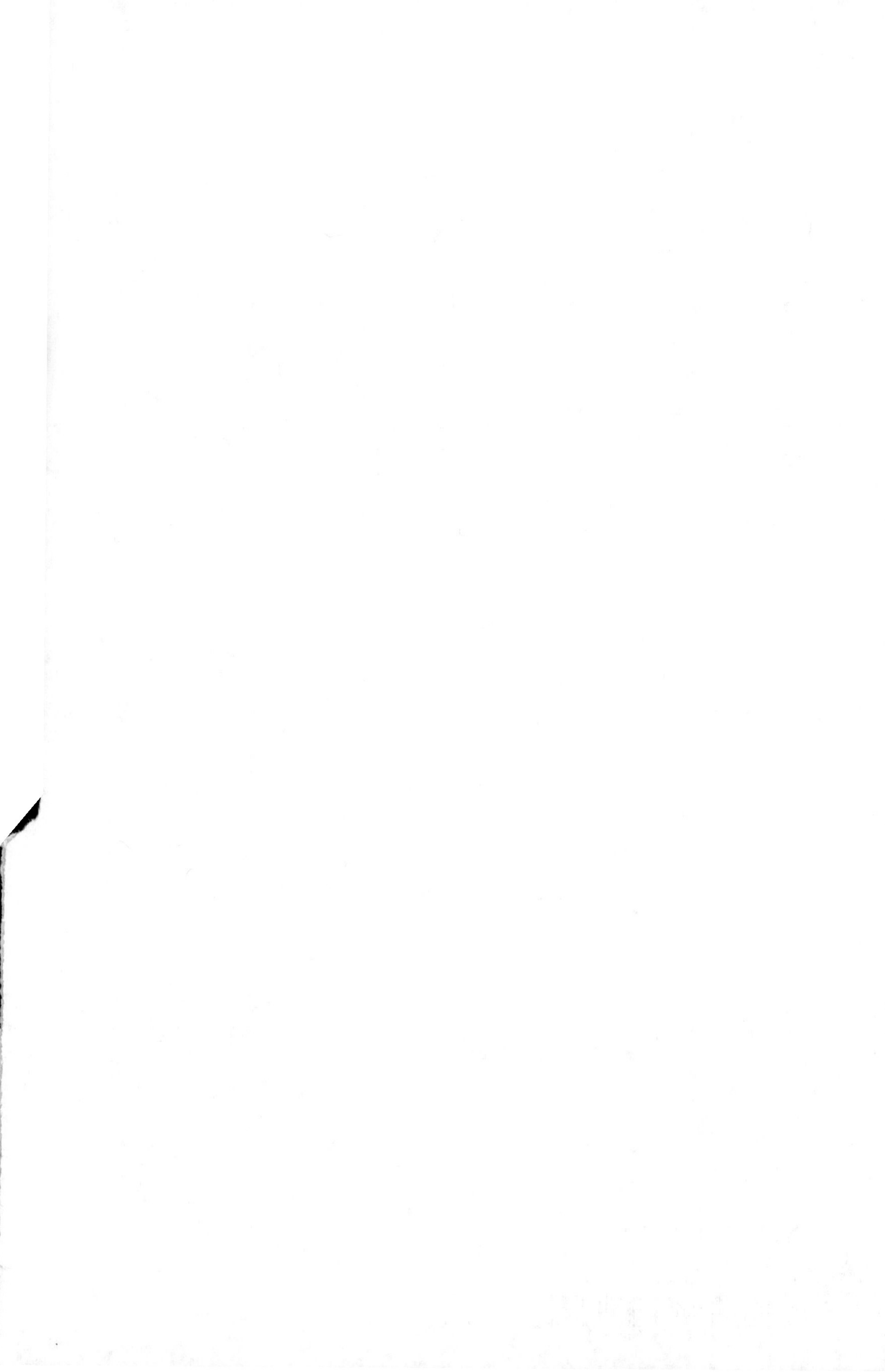

www.ingramcontent.com/pod-product-compliance
Lightning Source LLC
LaVergne TN
LVHW010935180726
843502LV00004B/966